健康ライブラリー　イラスト版

肝炎のすべてがわかる本

C型肝炎・B型肝炎・NASHの最新治療

武蔵野赤十字病院院長　泉　並木　監修

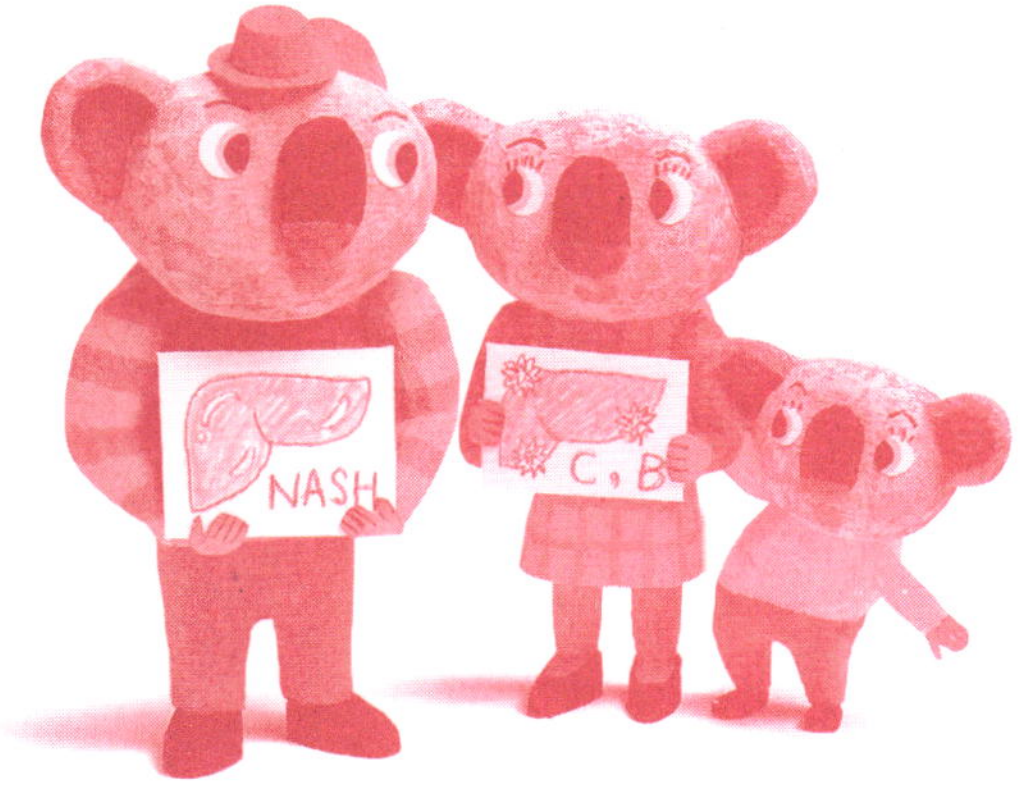

講談社

まえがき

健康診断で肝機能の数値が悪くても、「昨日お酒を飲んだから」などと放置している人も少なくないでしょう。テレビや新聞で肝炎に関する報道を目にしても、「自分とは無関係だ」と思う人が多いようです。

肝炎は自覚症状がほとんどないため、自分では気づきにくい病気です。肝機能の数値が悪くなった時点で、肝臓に異常が起きています。今は症状がなくても、十数年後には肝硬変や肝がんになっているかもしれません。すぐに医療機関を受診して、適切な治療を受ける必要があります。

ウイルス性肝炎は、患者数がB型一一〇万〜一四〇万人、C型一九〇万〜二三〇万人と推定されていますが、大半が診断されていない人や治療していない人です（肝がん白書、二〇一五年）。ウイルス性肝炎は、かつては有効な治療が少なく、「治りにくい病気」でした。しかし近年効果的な薬が次々に登場して、適切な治療を受ければ「治る病気」になりました。

一方、今後増加が心配される肝臓病が「脂肪肝」と、脂肪肝から起こる肝炎「NASH《ナッシュ》」です。脂肪肝は、食べすぎや運動不足などの生活習慣が原因で起こります。脂肪肝は進行しないと考えられがちですが、NASHを起こすと肝硬変や肝がんに進みます。脂肪肝が増加しているため、今後はNASHが肝がんの主な原因になるのではと危険視されています。

肝炎の治療は、専門医とかかりつけ医の連携が重要です。肝炎は経過が複雑で、治療が目まぐるしく進歩しています。しかし、かかりつけ医は、肝臓病だけでなく多種多様な病気をみなければならず多忙です。適切な治療を受けるためには、かかりつけ医と専門医の〝いいとこ取り〟をするのがいちばんです。本書では、かかりつけ医と専門医の二人を主治医にするコツを紹介しています。

私は長年、肝臓病を治療してきました。「肝心《かんじん》要《かなめ》」という言葉があるように、生きていくうえで肝臓は非常に重要だと実感しています。

本書では、肝臓の基礎知識や最新の治療法、肝炎との付き合い方をわかりやすく解説しました。本書が、みなさまの肝臓を守る一助となることを願っています。

武蔵野赤十字病院院長
泉 並木

肝炎のすべてがわかる本
C型肝炎・B型肝炎・NASHの最新治療

もくじ

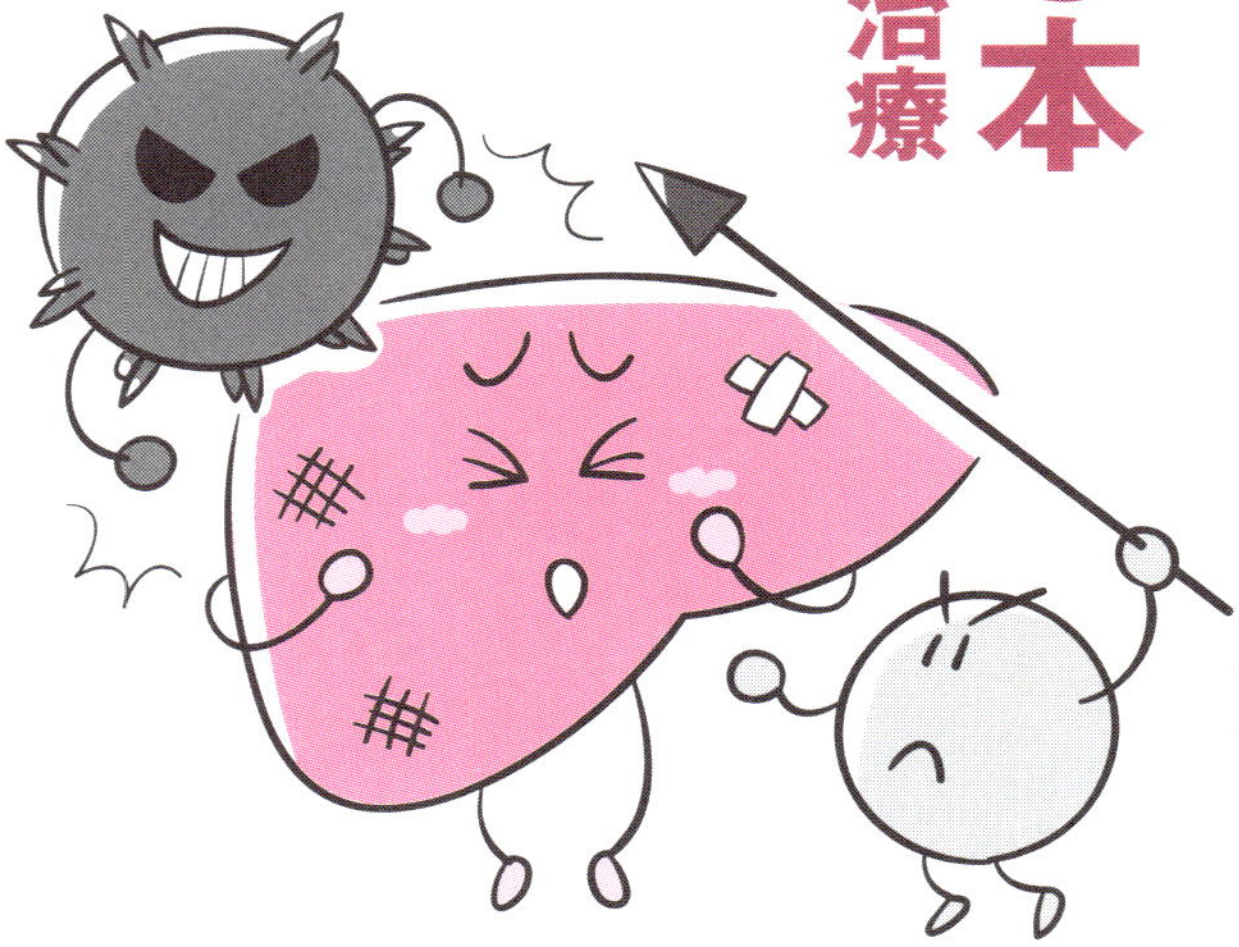

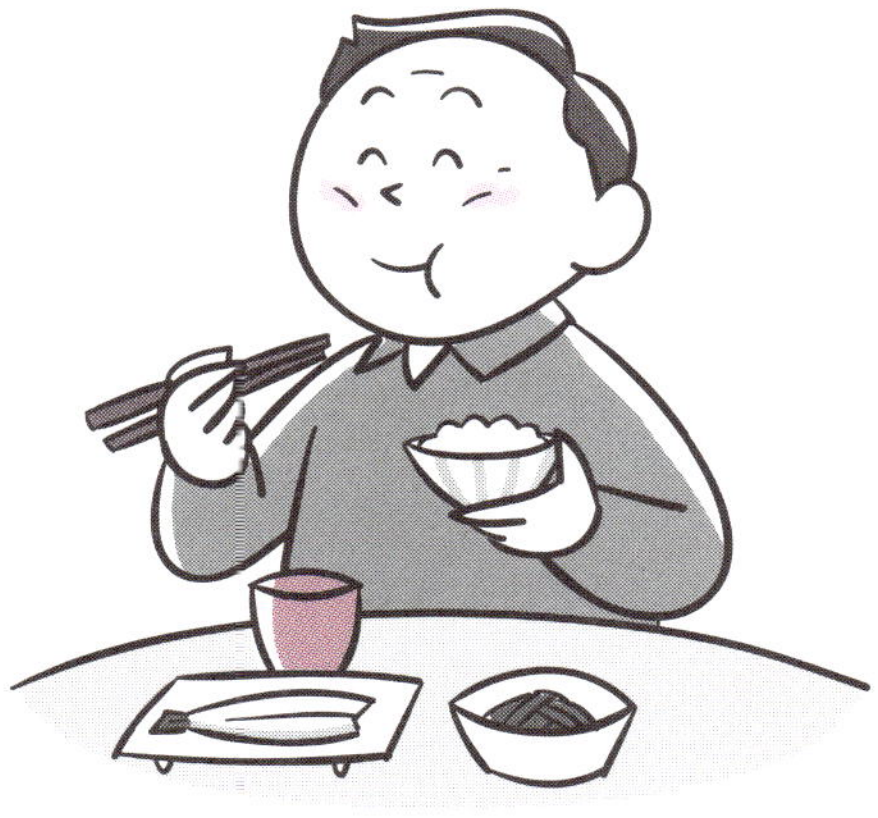

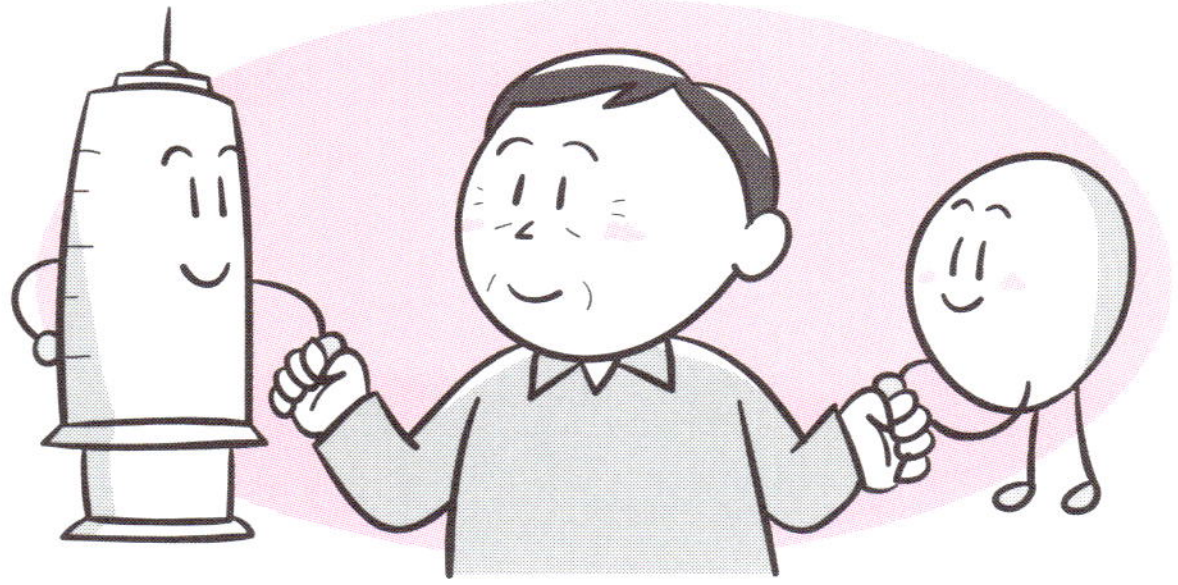

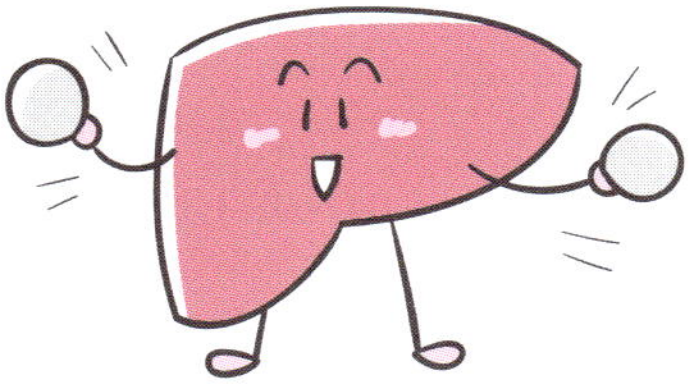

4 肝硬変・肝がん ── 肝炎悪化のサインを見逃さないで

5 肝臓をいたわる生活のポイント

こんな人が危険！

がんになりやすいポイントをチェック

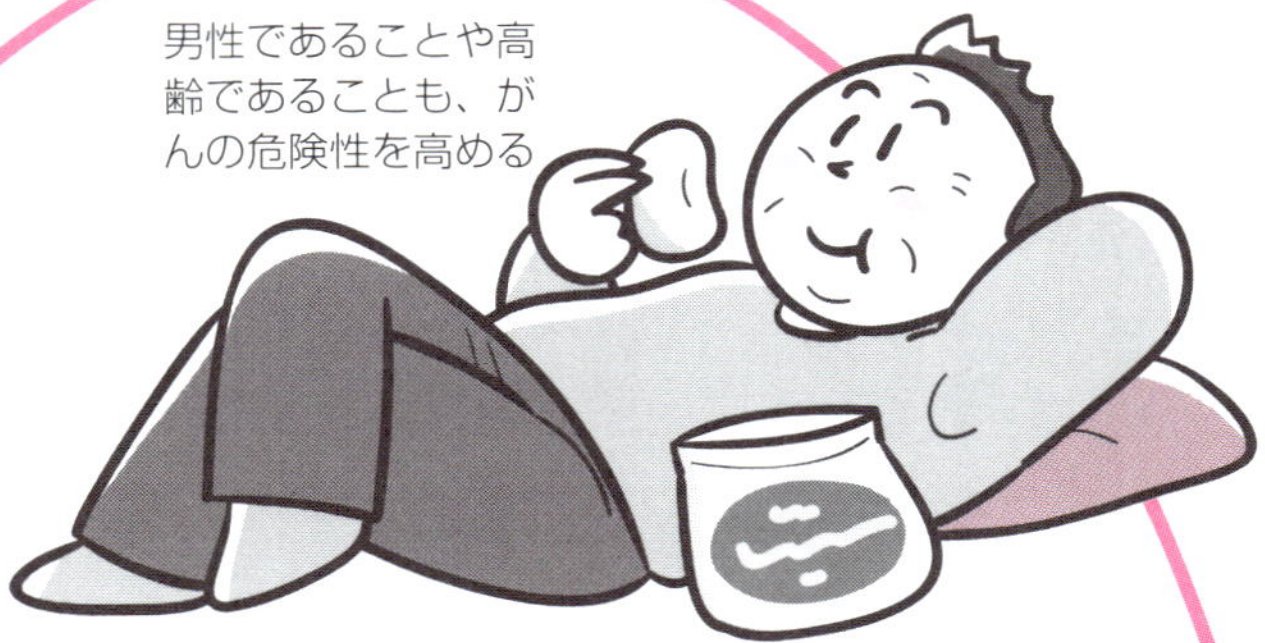

男性であることや高齢であることも、がんの危険性を高める

1 20歳のときより20kg 以上太った。あるいはBMI* が 23 以上

脂肪肝といわれた人

脂肪肝は、NASH《ナッシュ》という肝炎を起こして、肝がんに進むことがある。放っておくのは危険

2 生活習慣（食べすぎや運動不足など）を改善するようにいわれたが、取り組んでいない

3 脂肪肝のほかに生活習慣病、特に糖尿病や脂質異常症がある

4 脂肪肝といわれているが治療せず、現在60歳以上である

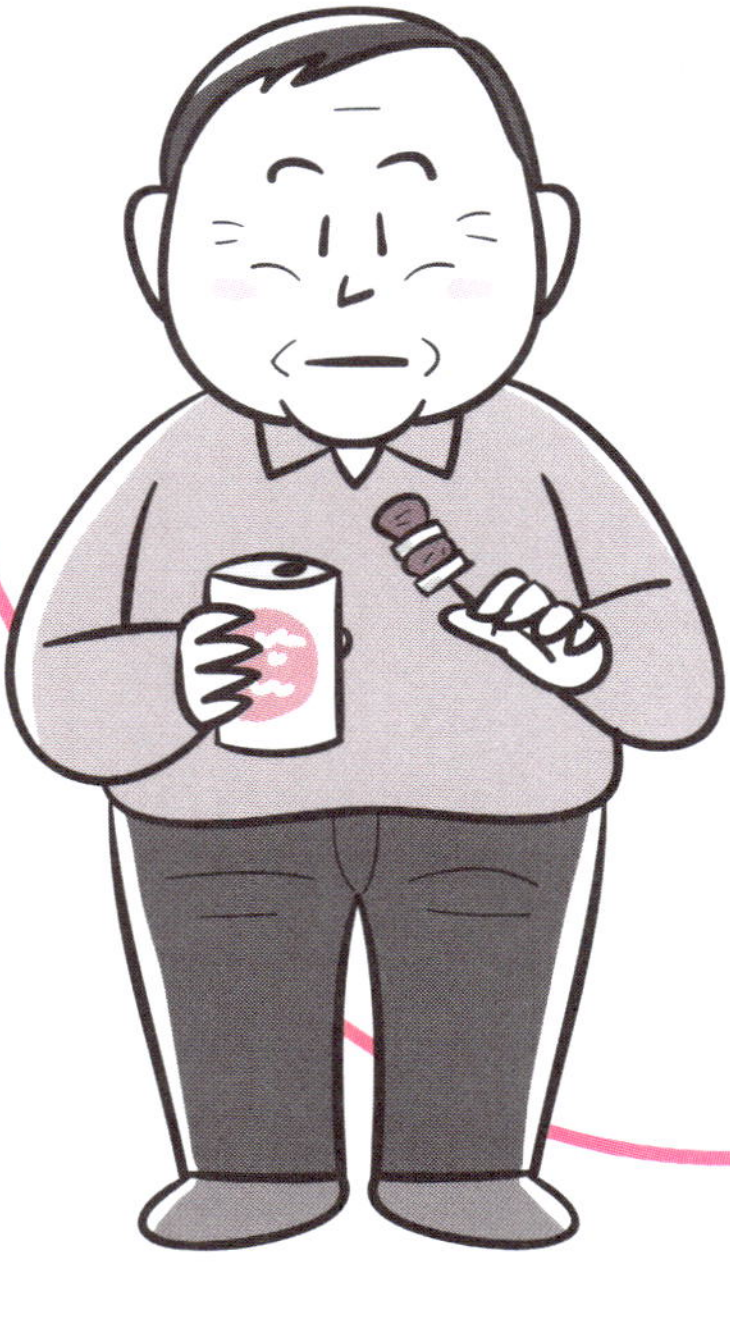

1日にビール中ビン1本、日本酒 1 合など飲酒量が少なくても、NASHが起きれば、がんの危険性が高まる

*体格指数（Body mass index）。体重（kg）÷身長（m）÷身長（m）で求められる。18.5以上25未満が普通、25以上は肥満

B型肝炎の人

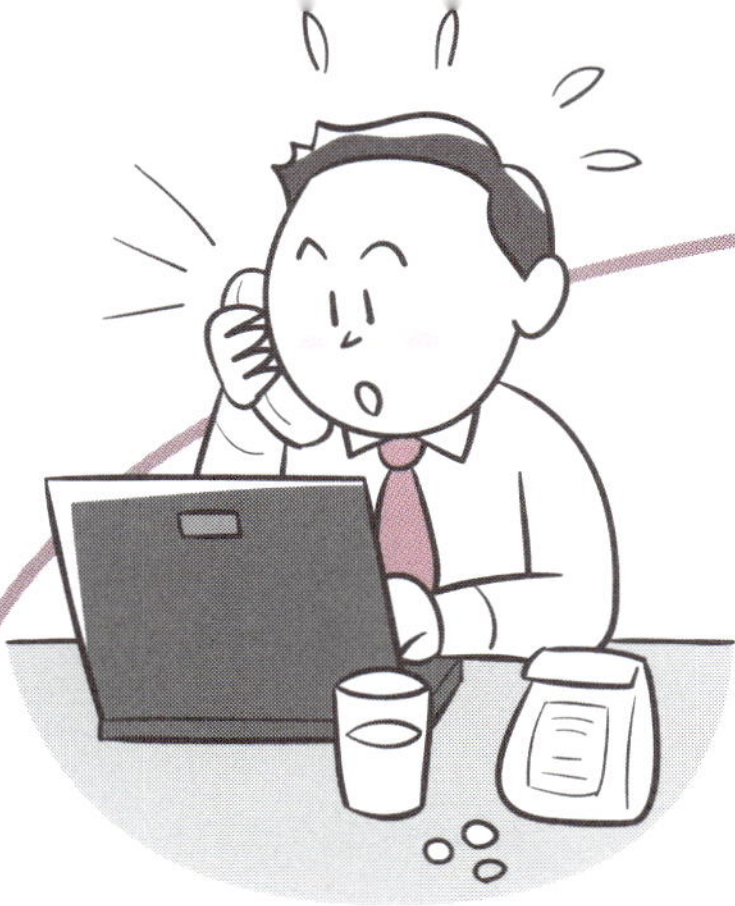

5 たびたび薬をのみ忘れる

のみ薬は治療が簡便だが、のみ忘れも起こりうる。のみ忘れが頻繁に起こる場合は対策を（59ページ参照）

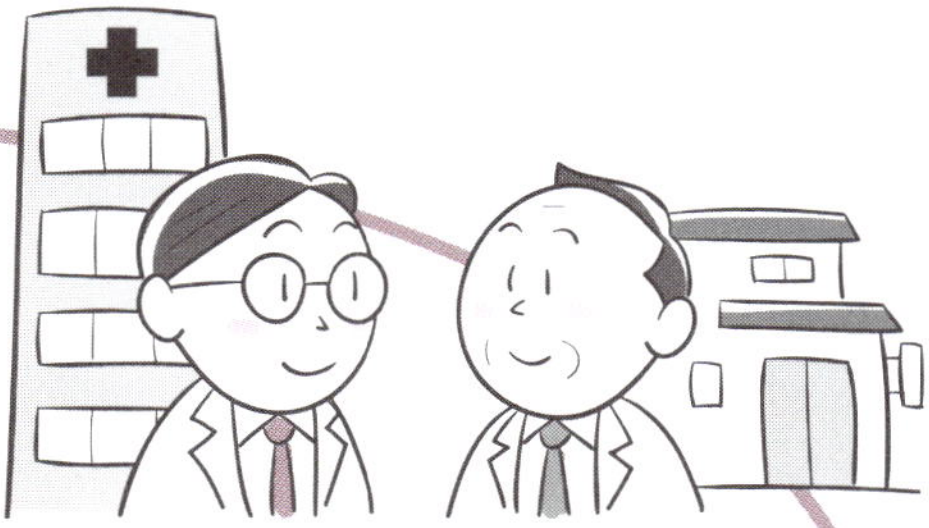

肝臓が専門でない、近所のかかりつけ医でも肝炎の治療は受けられるが、専門医も賢く利用する

6 専門医を受診したことがない

7 B型肝炎のウイルスはいるが、炎症はないと診断され、その後定期検診を受けていない

C型肝炎の人

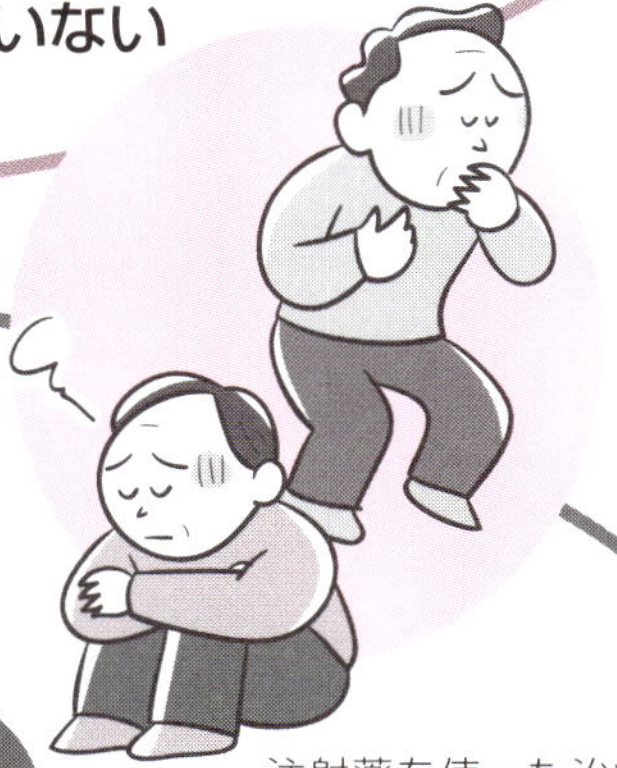

8 過去に治療を失敗して、今は治療を受けていない

のみ合わせなどの影響で、のみ薬がきちんと効かないと、耐性ウイルス（38ページ参照）が発生しやすくなる。治療が難しくなり、がんの危険が高まる

注射薬を使った治療では、副作用が強く、治療を中断する人も少なくない

9 のみ薬の治療中、医師に相談せず治療を中断した

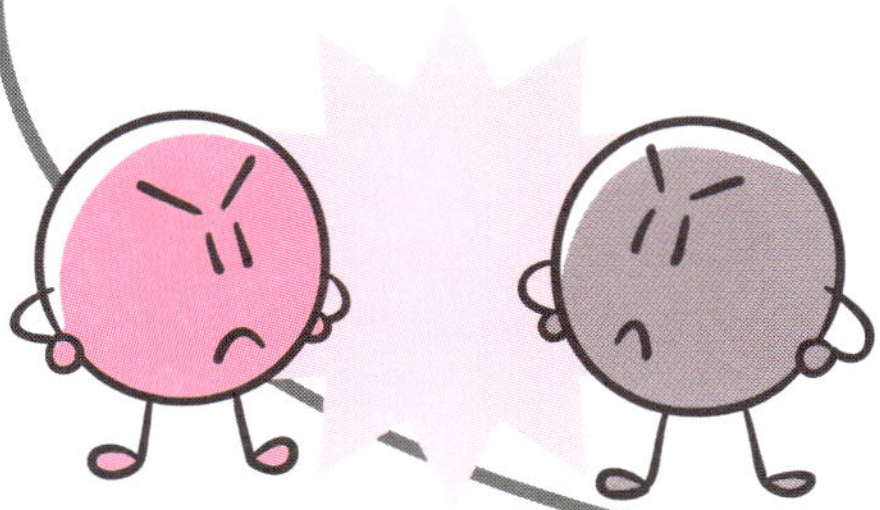

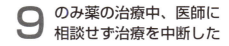

10 薬でウイルスが消えたが、その後定期検診に行っていない

1～10に1つでも当てはまる人は8ページへ

解説

なぜがんになりやすい？

症状がなくても、治療を正しく受けていないと、肝炎が進行してがんの危険性が高まります。

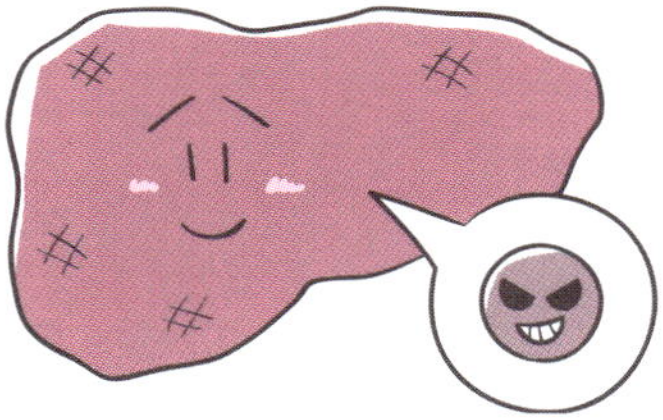

脂肪肝

1 脂肪肝からNASH（非アルコール性脂肪肝炎）になれば肝硬変に進行しやすく、がんの危険性が高まる。NASHの約90％はBMIが23以上の人。
→16ページ参照

2 脂肪肝と脂肪肝炎の最も有効な治療法は、生活習慣の改善。脂肪肝を招く生活習慣を続けることは、肝炎を起こしやすく進行させやすい。
→16ページ参照

3 脂肪肝も生活習慣病の一つ。糖尿病があるとNASHが進行しやすい。生活習慣病が重なると、心筋梗塞《こうそく》や脳梗塞の危険性も高まる。
→14ページ参照

4 年をとるだけで、がんの危険性は高くなる。がんが増え始めるのは50歳以上からで、がんの危険性が高いのは60歳以上。
→16ページ参照

B型肝炎

5 薬を医師にいわれた通りに服用しないと、肝炎を抑えられない。耐性ウイルスが発生する可能性もあり、治療が難しくなる。
→59ページ参照

6 定期的に専門医の画像検査を受けていないと、がんを見逃す可能性がある。症状がなくても、かかりつけ医だけでなく専門医を受診して。
→55、64ページ参照

7 肝炎のない非活動性キャリアでも、まれに肝がんが発生する。半年～1年に1回など、定期的な受診でチェックを受けて。
→55ページ参照

C型肝炎

8 昔は注射薬の治療しかなかったが、現在は副作用が少なく効果の高い治療法もある。一度専門医を受診してみよう。
→31ページ参照

9 治療を自己判断で中断すると、肝炎を抑えられず肝がんの危険が増す。さらに耐性ウイルスの原因にもなり、今後の治療が難しくなる。
→38ページ参照

10 ウイルスが消えたあとは、発がんの可能性は激減するがゼロではない。がんの早期発見のためにも、定期的な検診は欠かさないで。
→44ページ参照

1

脂肪肝・NASH——放置は危険！ がんを防ぐには

脂肪肝の患者さんは急増しており、
成人の10～30％が脂肪肝といわれます。
“ただの脂肪肝”と放っておく人が多いのですが、
肝炎を起こすことがあるとわかってきました。
肝炎になると、肝硬変に進み、やがては肝がんになる人もいます。
適切な方法で、脂肪肝を改善する必要があります。

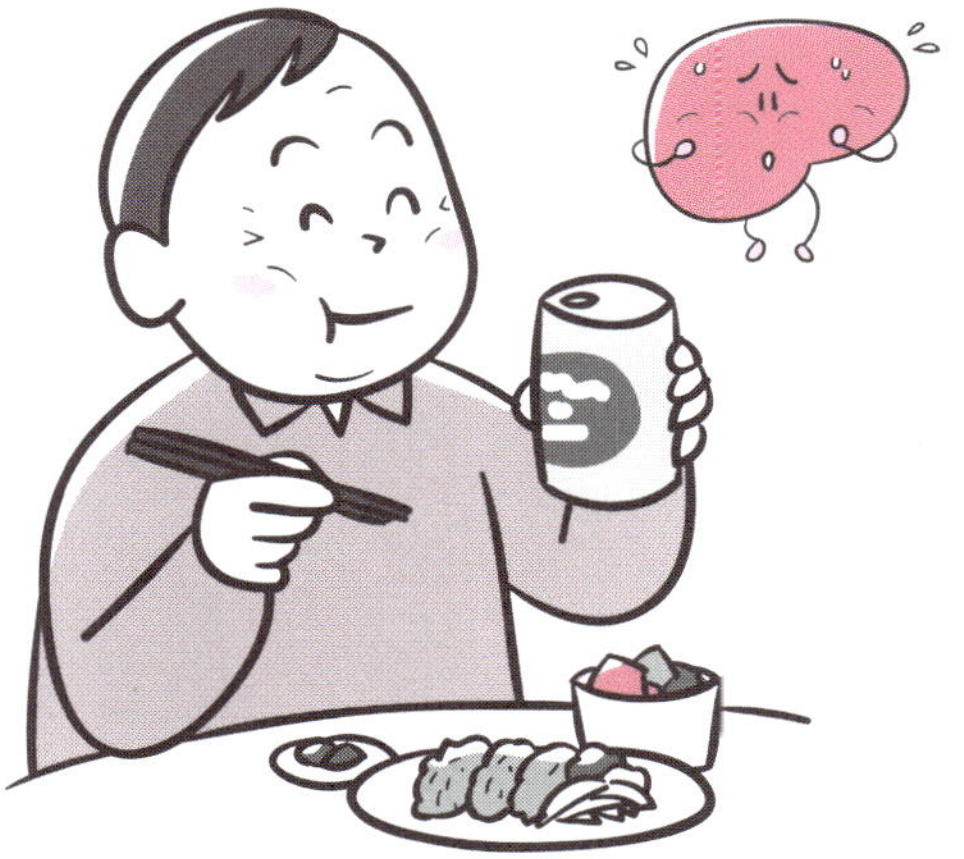

脂肪肝とは？

肝臓に脂肪がたまり、肝炎を起こすことも

肝臓は、とりすぎた栄養を脂肪に変えて、ためる性質があります。運動をしないで食べすぎると、脂肪となって肝臓にたまります。近年脂肪肝から、肝がんになることがあるとわかってきました。

食べすぎ・飲みすぎで脂肪肝になり肝炎を起こす

肝臓は、エネルギー源となる栄養素を、中性脂肪にしてためこむ性質があります。適度な運動量があって、エネルギーが消費されれば問題ありません。消費されずに中性脂肪が肝細胞にたまり、過剰になると「脂肪肝」になります。

原因は、お酒の飲みすぎや、食べすぎと運動不足です。かつては、お酒が原因でなければ問題ないとされていました。現在では、飲酒量にかかわらず肝炎が起こり、肝がんの原因にもなることがわかってきました。

間食や偏食、食べすぎなど、
食習慣が乱れている人に多い

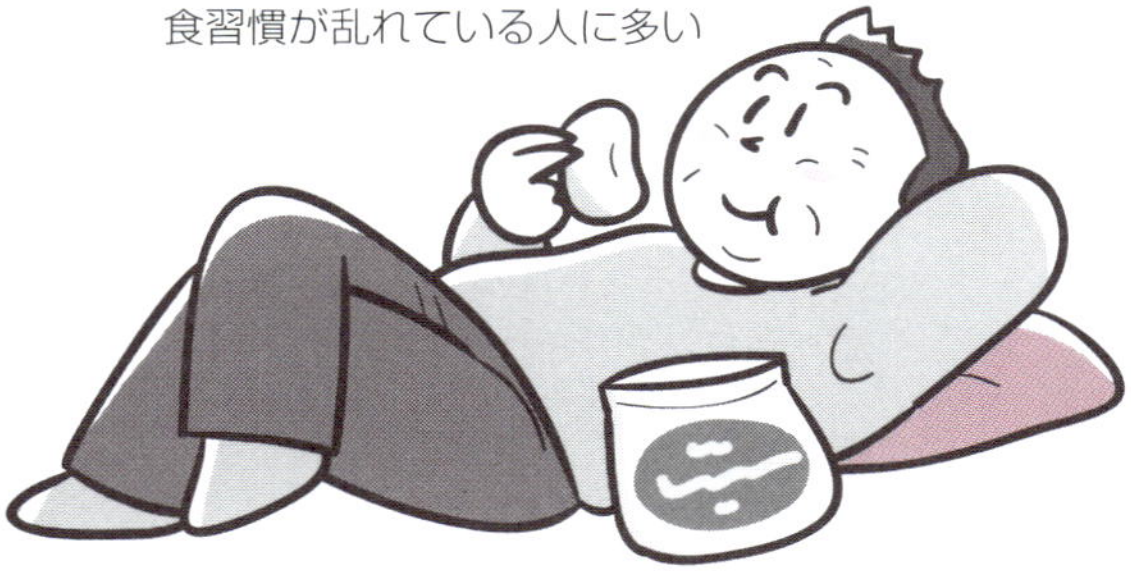

脂肪肝の原因に悪しき生活習慣が

脂肪肝は生活習慣が原因です。食べることが大好きで、毎日たくさん食べて体を動かす習慣がない人、健康診断で「食べすぎを控えましょう」「運動しましょう」と言われたことのある人は脂肪肝の可能性があります。

よく食べ、よく飲むが運動しない

ほぼ毎日制限なく、好きなものを好きなだけ飲んだり食べたりするが、運動はしない。おなかまわりに肉がついて肥満体型の人

やせているがお酒や甘いものばかりとる

お酒だけをよく飲んだり、甘いものをよく食べたりするなどの、偏った嗜好《しこう》の人。一見やせている人もいる。内臓脂肪が多く、かくれ肥満ともいう

生活習慣病がある

糖尿病、脂質異常症などの生活習慣病のある人。糖質や脂質をとりすぎた結果なので、肝臓にも脂肪がたまっている可能性がある

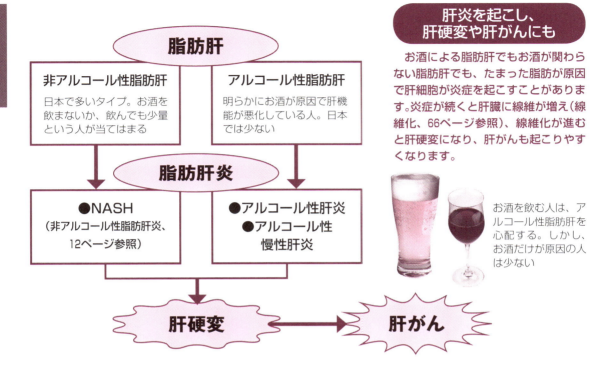

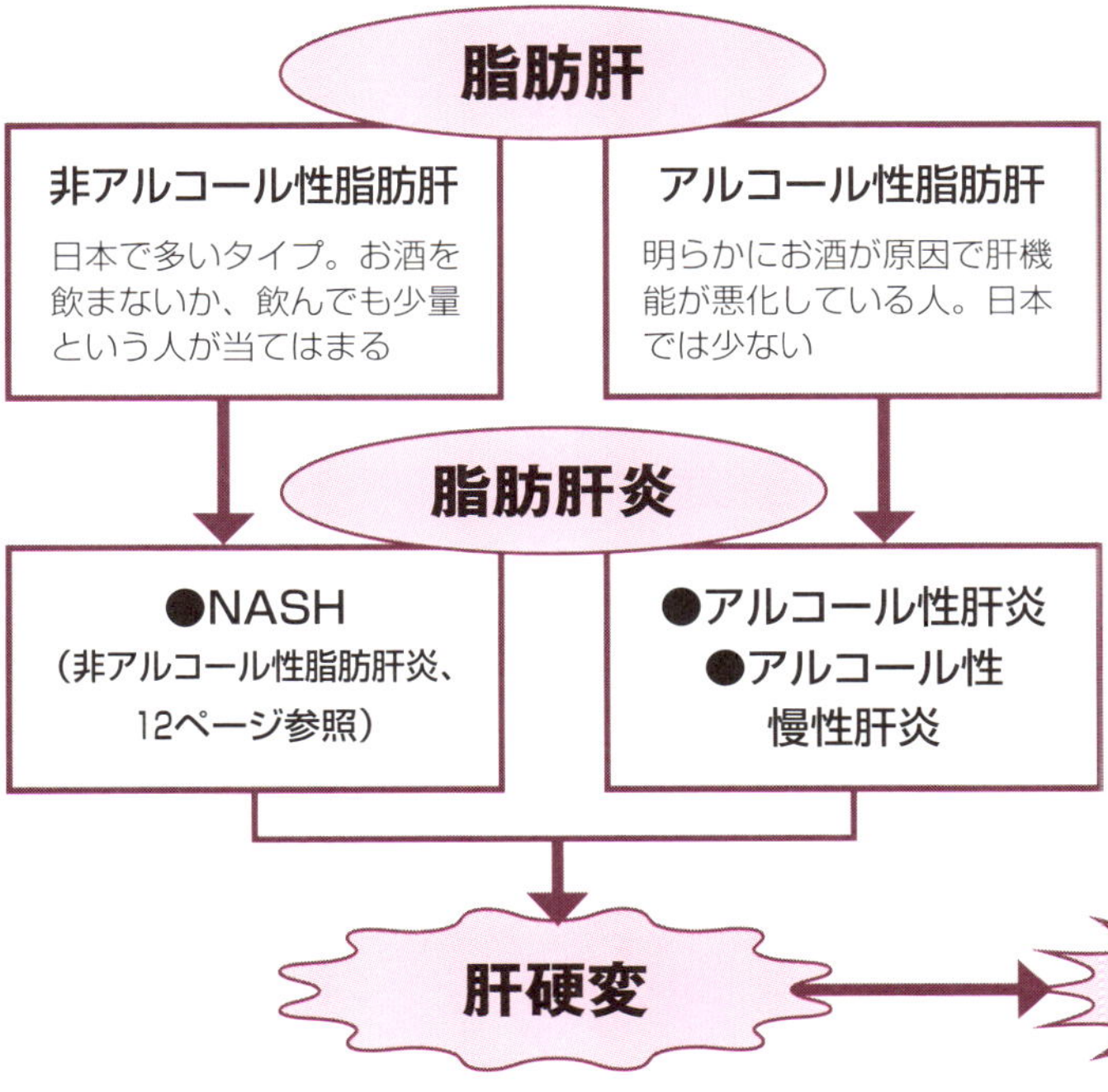

肝炎を起こし、肝硬変や肝がんにも

お酒による脂肪肝でもお酒が関わらない脂肪肝でも、たまった脂肪が原因で肝細胞が炎症を起こすことがあります。炎症が続くと肝臓に線維が増え（線維化、66ページ参照）、線維化が進むと肝硬変になり、肝がんも起こりやすくなります。

お酒を飲む人は、アルコール性脂肪肝を心配する。しかし、お酒だけが原因の人は少ない

▼肝がんの原因

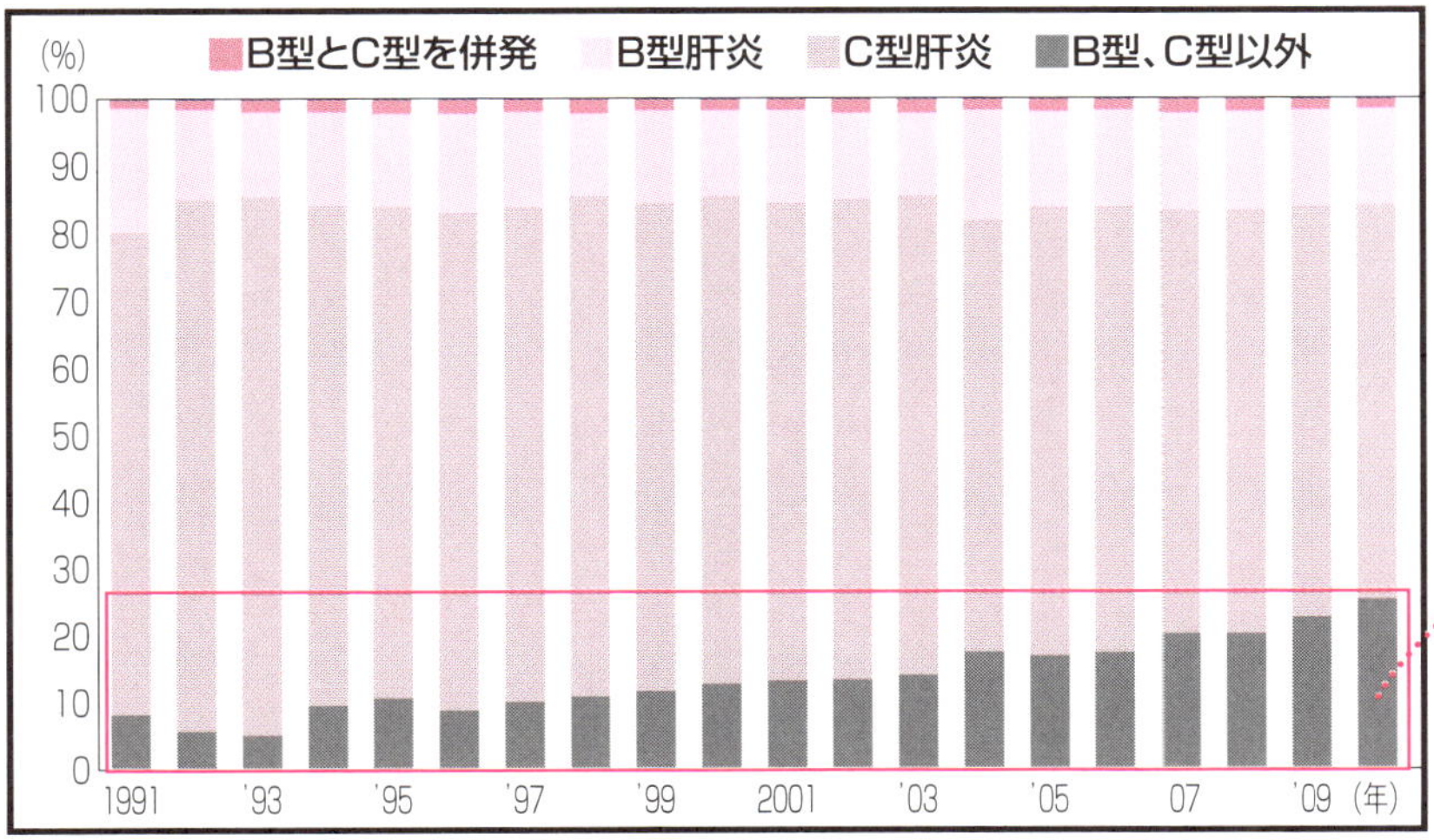

（建石良介、小池和彦ら。犬山シンポジウム非B非C肝癌調査 2012）

肝がんの主な原因はウイルス性肝炎だが、近年それ以外が増えている。その大部分が脂肪肝。かつては10%以下だったが、現在では20%を超えた。脂肪肝も治療が必要。

肝がんの5人に1人は脂肪肝が原因

NASHとは?

お酒に関係なく発がんしやすい脂肪肝炎

お酒を飲まないから肝臓病とは縁がない、とはいえません。食べすぎと運動不足だけでも、脂肪肝から肝炎になり、一〇年ほどで肝がんに進行することがあります。

非アルコール性脂肪肝

まれに脂肪肝から肝硬変になる人もいる

肝細胞に脂肪がたまる

運動不足 **食べすぎ**

肝臓に負担をかけるほどの飲酒をしていなくても安心できない。たくさん食べて運動をしなければ、食べた分のエネルギーが消費されずに肝細胞にためられていく

↓

肝機能低下

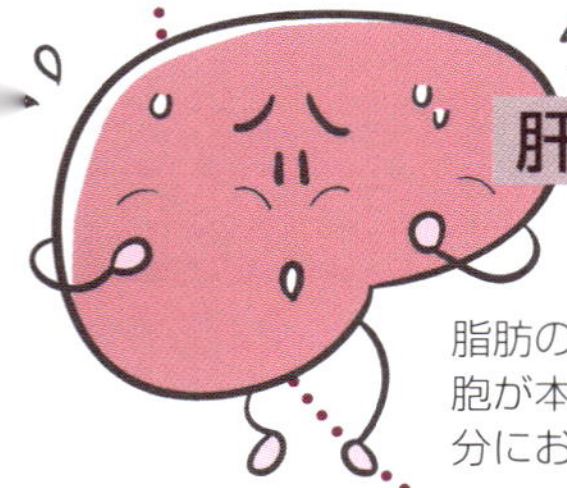

脂肪のせいで、肝細胞が本来の働きを十分におこなえない

お酒をあまり飲まなくても太っていると危険

脂肪肝の多くが、肥満による脂肪肝ですが、NASHになると肝硬変や肝がんに進みます。NASHはほとんど自覚症状がないため、診断されたときすでに肝硬変という人も少なくありません。

甘いものも脂肪になる

肝臓は、糖質をグリコーゲンに変えてため、貯蔵が長期化すると中性脂肪になる。白砂糖は精製されており、特に中性脂肪に変わりやすい。

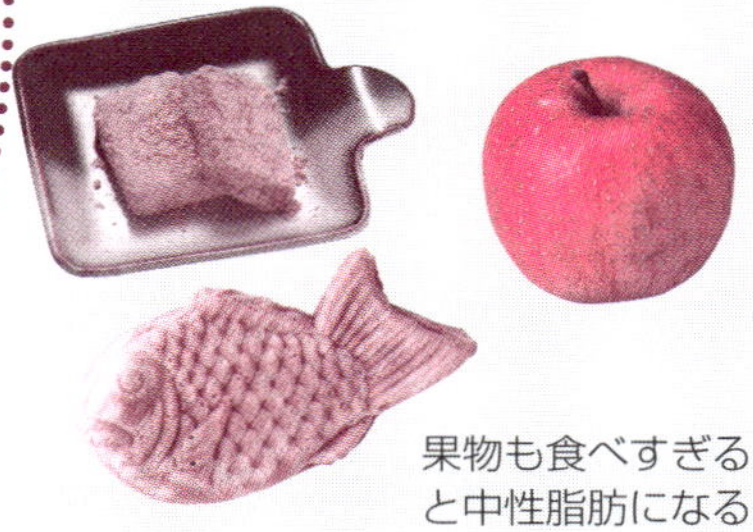

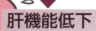

果物も食べすぎると中性脂肪になる

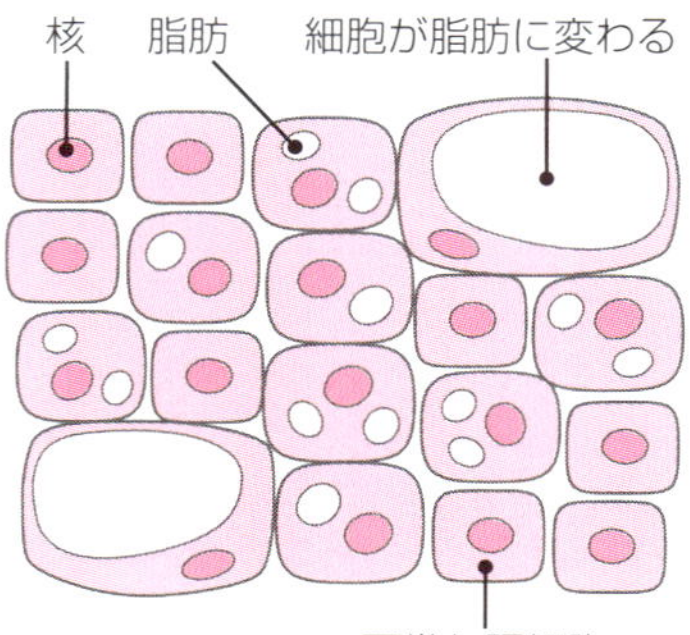

脂肪肝とNASHの違いは炎症の有無

脂肪肝は、肝細胞に脂肪がたまって起こる。一方、NASH（nonalcoholic steatohepatitis）は脂肪肝に炎症が起こる病気で、放っておくと線維化が進む。

◀脂肪肝
肝細胞内に水滴のように脂肪がたまる。脂肪がたまりすぎて、肝細胞が脂肪化するものもある

数年〜数十年で発がんする危険な肝炎

脂肪肝はお酒をたくさん飲む人がなるものというイメージですが、お酒を飲まなくても脂肪肝になります。脂肪肝だけなら、炎症もないし、肝硬変や肝がんになる心配もないと思いがちです。

しかし脂肪肝の一部は、炎症を起こし、「NASH《ナッシュ》（非アルコール性脂肪肝炎）」になります。早ければ発見から数年、多くは一〇年から数十年で進行し、肝硬変になったり肝がんが発生したりします。

発がん率は、アルコール性肝硬変よりもNASH肝硬変のほうが高いこともわかっています。NASHにならないためにも、脂肪肝を治療することが大切です。

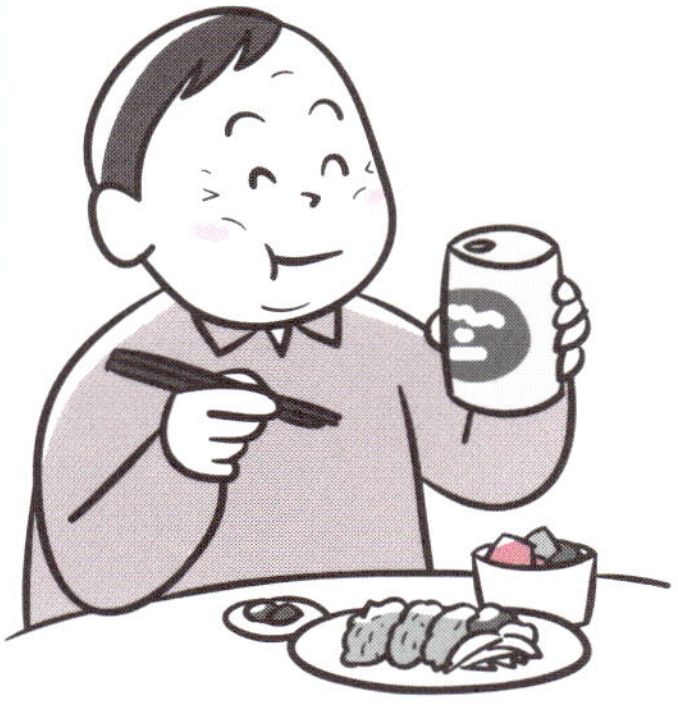

- ビール中ビン 1本
- 日本酒 1合
- ワイングラス 2杯
- ウイスキー ダブル1杯

など

◀1日の飲酒量の目安
これは純粋なアルコール量20gの目安。1日のアルコール摂取量が、男性30g未満、女性20g未満で、肝機能障害があると非アルコール性とされる

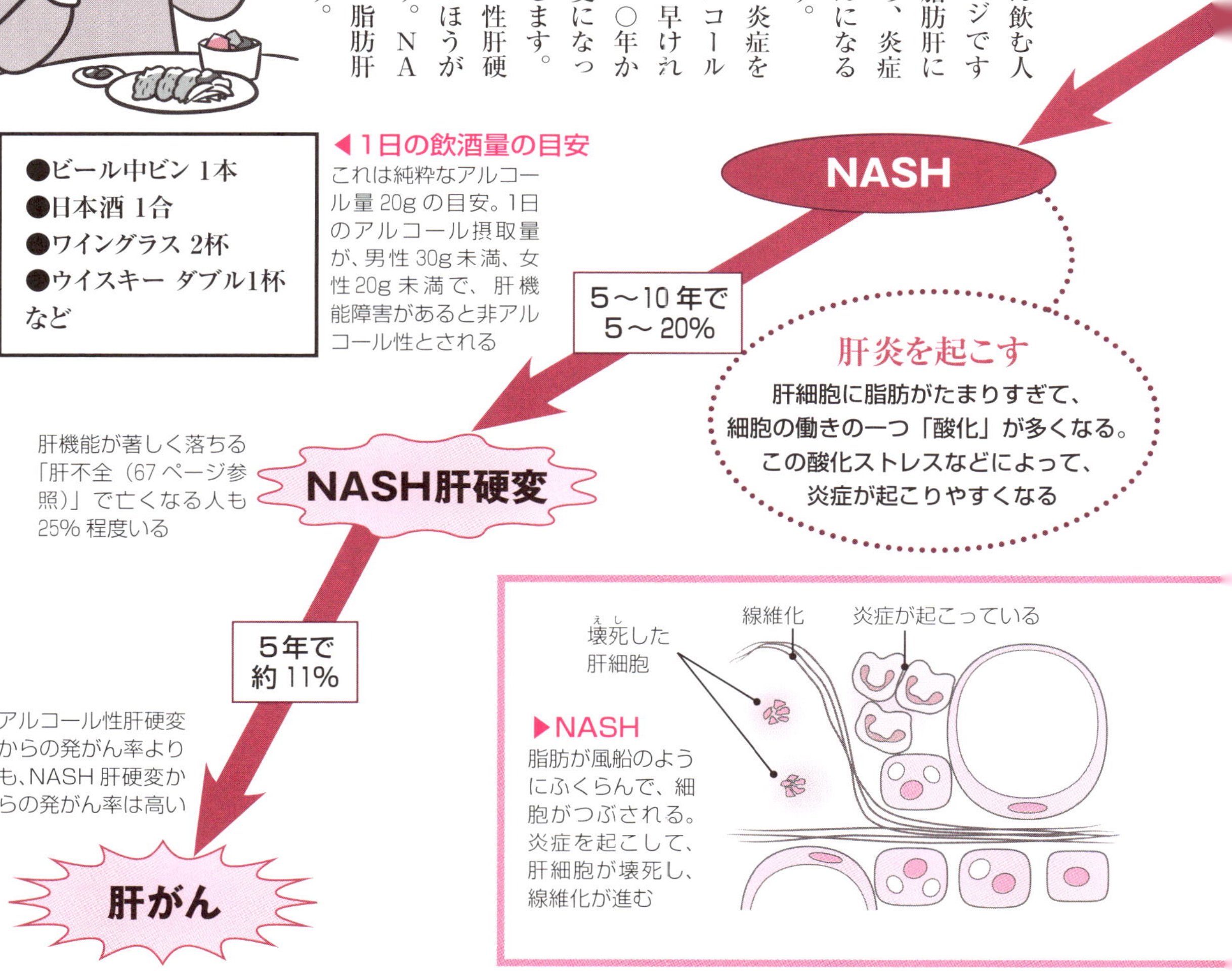
NASH
5〜10年で
5〜20%
肝炎を起こす
肝細胞に脂肪がたまりすぎて、
細胞の働きの一つ「酸化」が多くなる。
この酸化ストレスなどによって、
炎症が起こりやすくなる
NASH肝硬変
肝機能が著しく落ちる「肝不全（67ページ参照）」で亡くなる人も25%程度いる
5年で
約11%
アルコール性肝硬変からの発がん率よりも、NASH肝硬変からの発がん率は高い
肝がん
壊死《えし》した
肝細胞
線維化
炎症が起こっている

▶NASH
脂肪が風船のようにふくらんで、細胞がつぶされる。炎症を起こして、肝細胞が壊死し、線維化が進む

生活習慣病と脂肪肝

重なると心筋梗塞や腎臓病のリスクも二倍に

糖尿病などの生活習慣病と脂肪肝をあわせもつ人は多いものです。これらの病気が重なると、お互いを悪化させ合い、さらなる病気を起こします。

お互いを悪化させる関係がある

脂肪肝も生活習慣病も、肥満を土台にしています。どちらかが発症すると、あわせて発症しやすくなります。脂肪肝は、動脈硬化による病気の発症リスクが２倍になります。

肝炎が進行しやすい

生活習慣病を合併すると、肝炎が進みやすい。生活習慣病が、肝炎を進行させる原因の一つになっている。

生活習慣病

糖尿病

脂肪肝の 30% に合併。血液中に糖質が多い状態で、脂肪として肝臓にためこまれる量も多くなる。肝がんの発症率も高まる。糖尿病予備群だと、約 70% が合併する。

脂質異常症

脂肪肝の 60% に合併。血中に中性脂肪が多い状態で、肝臓にためこまれる中性脂肪の量も多くなる。

高血圧

脂肪肝の 60% に合併。脂肪肝との直接的な関係はない。脂肪肝だから高血圧になるわけではなく、その逆もない。土台が同じであるため、２つをあわせもつ人が多い。合併することで心筋梗塞や脳梗塞になりやすくなる。

脂肪肝

肥満（内臓脂肪型） 15ページ参照

生活習慣病で動脈硬化も肝炎も悪化

脂肪肝は、肝炎とともに、動脈硬化の危険性も高めます。中性脂肪は、血管にも付着して厚い壁をつくります。動脈硬化は、心筋梗塞や脳梗塞などの血管の病気の原因になる危険な状態です。

脂肪肝だけなら、血管の病気の危険性はあまりありません。しかし、糖尿病や脂質異常症をあわせもつと、動脈硬化だけでなく、肝炎を起こす確率も高まります。いずれも肥満が原因なので、生活習慣を見直しましょう。

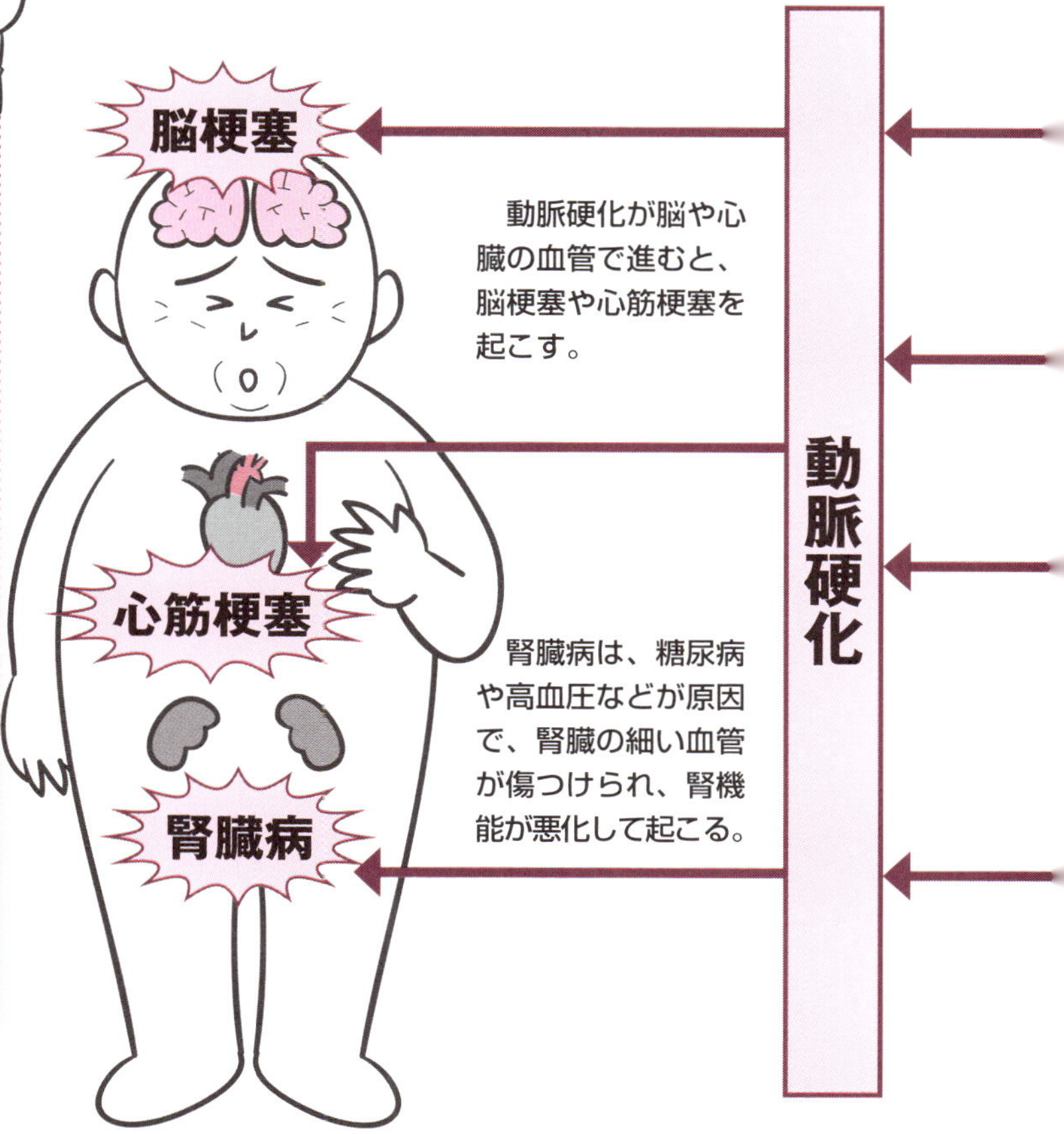
脳梗塞
動脈硬化が脳や心臓の血管で進むと、脳梗塞や心筋梗塞を起こす。
心筋梗塞
腎臓病は、糖尿病や高血圧などが原因で、腎臓の細い血管が傷つけられ、腎機能が悪化して起こる。
腎臓病
動脈硬化

メタボも多い

脂肪肝とメタボリックシンドローム（メタボ）をあわせもつ人も多い。メタボは内臓脂肪が多く、高血圧などのある人。下のウエスト径と検査値に当てはまると、メタボと診断される。

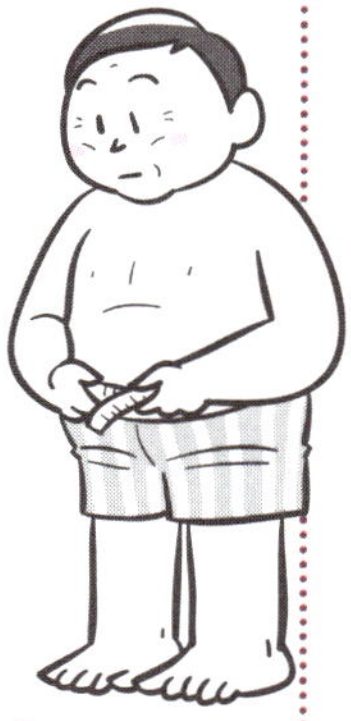

▼診断基準

□ウエスト径が
男性 85cm 以上
女性 90cm 以上

ウエスト径は、おへその位置の腹囲。息を吐ききり、おなかをへこませずに測定する

＋

□①～③に2つ以上当てはまる

①脂質異常症
- 中性脂肪が150mg/dℓ以上
- HDLコレステロールが40mg/dℓ未満

2つのどちらか、あるいは両方に当てはまる

②高血圧
- 収縮期（上の）血圧が130mmHg以上
- 拡張期（下の）血圧が85mmHg以上

2つのどちらか、あるいは両方に当てはまる

③高血糖
- 空腹時血糖値が110mg/dℓ以上

（メタボリックシンドローム診断基準検討委員会、日本内科学会雑誌、2005年）

危ない脂肪肝

六〇歳以上で肥満と生活習慣病のある人は危険

お酒をあまり飲まない人が、昔、脂肪肝といわれても何もせず、六〇歳をすぎて受診してNASHと診断されることもあります。すぐに対策をとらないと肝がんの危険性があります。

脂肪肝からNASHや肝がんになるリスク

脂肪肝といわれても生活改善しなかった人に、NASHになりやすく、肝がんに進行しやすい人がいます。以下の条件に当てはまるときは、すでにNASHや肝硬変になっているかもしれません。

脂肪肝からNASHになりやすい人

肥満一歩手前の〝小太り〟程度でも、NASHになりやすい。13ページの飲酒量までで下の条件に当てはまると、NASHの進行が疑われる。

男性、50歳以上の女性

BMIが23以上

生活習慣病がある

血液検査
（23ページ参照）
● ALPが高値
●血小板数が低値

NASHから肝がんになりやすい人

下の条件があると、NASHから肝硬変に進んでいることが疑われる。線維化が進むと、肝がん発生の危険性が高まる。

60歳以上

BMIが35以上

糖尿病（2型）がある

血液検査
●血小板数が低値
●肝機能低下
（総ビリルビン値上昇、プロトロンビン時間延長）

など

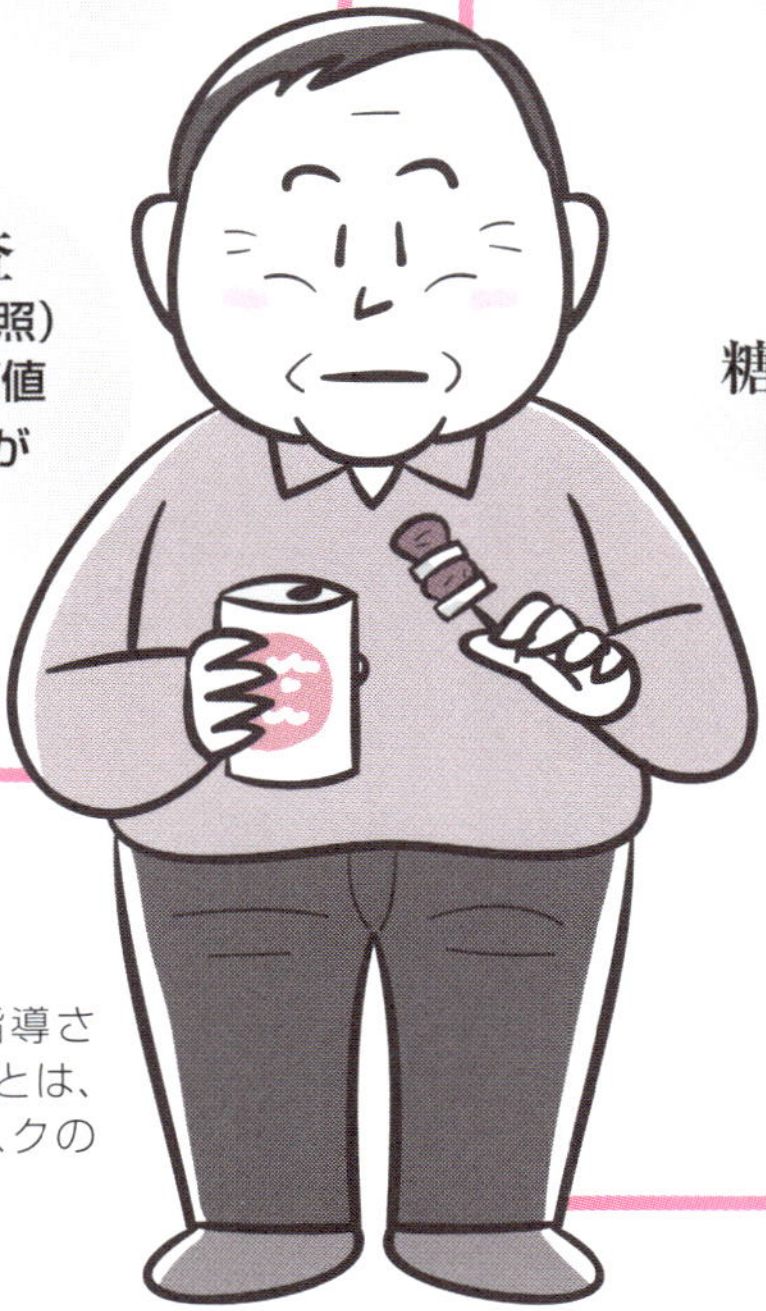

医師に生活改善を指導されても改善しないことは、NASHを起こすリスクの一つになる

ほかの肝臓病がないことが確認され、血液検査で脂肪肝が疑われたら超音波で確認する。

血液検査（23ページ参照）

- □ASTとALTが基準範囲を超えて上昇
- □γ《ガンマ》-GTPが基準範囲を超えて上昇
- □コリンエステラーゼが基準範囲を超えて上昇
- □AST、ALTとともに総コレステロール値が基準範囲を超えて上昇

＋

超音波検査（26ページ参照）

- □肝臓が白く見える

＋

問診

- □5年以上飲酒を続けている
- □アルコール量が1日平均で、男性60g以上、女性40g以上*1
- □禁酒後の血液検査が改善している

↓

アルコール性脂肪肝

治療は禁酒が第一条件。そのうえで、不足していた栄養を補給する「栄養療法」をおこなう

*1 アルコール60gの目安はビール中ビン3本、日本酒3合。40gはビール中ビン2本、日本酒2合

- □1日のアルコール量が平均で、男性30g未満、女性20g未満*2

↓

非アルコール性脂肪肝

↓

肝生検

NASHが疑われる人（16ページ参照）は、さらに、肝臓の組織を取って顕微鏡で観察する肝生検をおこなう（28ページ参照）

↓

NASH

*2 13ページ参照

NASHと脂肪肝の診断は検査が必要

NASHと脂肪肝は、それだけでは症状がありません。そのため、自分で気づくことが難しいのです。自分が肝がんに進行する危険な状態かどうか、医療機関で診断を受けましょう。

症状はない。放っておかずに検査を

以前は脂肪肝と診断されても、「食事を減らしましょう」「運動をしましょう」と生活習慣の改善を勧められるだけでした。しかし最近、肝炎を起こしやすい脂肪肝の条件がわかってきました。

高齢で肥満があり、糖尿病などの生活習慣病があると、NASHになることがあります。さらに、肝硬変や肝がんの危険も出てきます。

NASHになっても、肝硬変が進むまで症状は現れません（九〇ページ参照）。まずは検査をして、肝炎が進行しないように必要な対策をとりましょう。

対策①食事

お酒や油、砂糖を控え一日三食バランスよく

検査で脂肪肝やNASHと診断されたら、一日の食事を見直すことから始めましょう。お酒はもとより、油や砂糖など肝臓に負担のかかるものも控えます。

適正なエネルギー量にし、食事にメリハリをつける

一度にたくさん食べると肝臓に負担がかかります。たびたび間食をするのもよくありません。食事は、適量を規則正しく、メリハリをつけてとると、肝臓は助かります。

朝 抜かずにきちんと食べる

食事を抜いて、空腹時にまとめ食いをすると一度にたくさんの栄養素を処理しなければならない。規則正しい食事は、肝臓を楽にする。

▼食事の基本

1日の摂取エネルギー量
標準体重×30kcal*

(例)身長が160cmの人
1.6×1.6×22×30=1689.6
1日の摂取エネルギー量は
約1700kcal

標準体重は身長に合った、病気になりにくい理想的な体重。身長(m)×身長(m)×22で計算できる。1食の目安は、1日の摂取エネルギー量を3等分する(例の場合は約570kcal)。

* 日本肝臓学会・編『NASH・NAFLDの診療ガイド2015』

昼 外食は油控えめの和定食を

外食は、どうしても揚げ物や炒め物が多く、油をとることが多くなる。できれば和食中心で、野菜を多めにとるようにする。

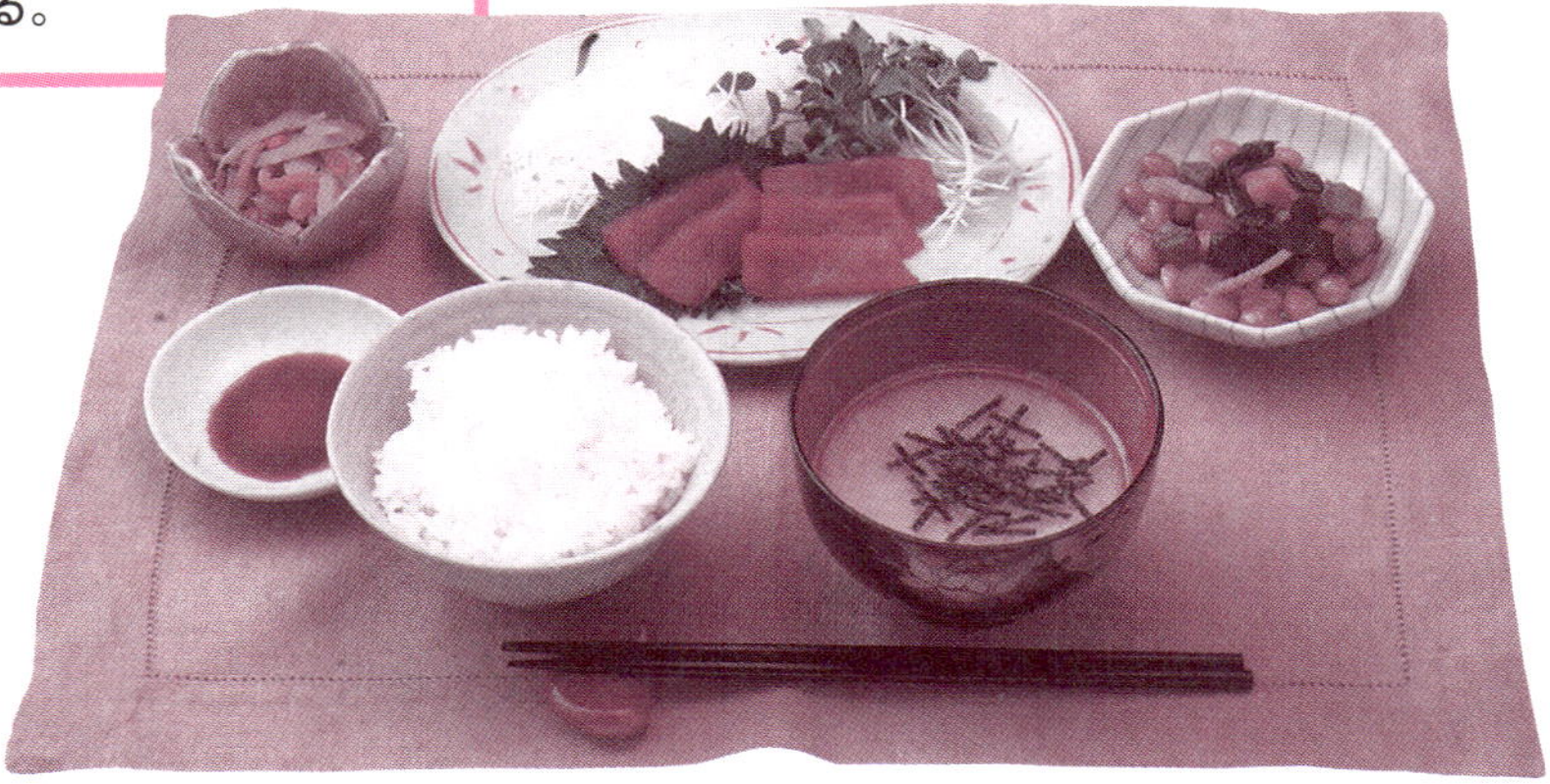
定食で、ご飯の量が多ければ減らしてもらう。油が少なく、野菜を多くとれるものを選ぶ

食事のとり方で肝臓の負担を減らす

栄養素の貯蔵と分解は、肝臓の大きな仕事の一つで、食後に大活躍します。そのため、必要以上に食べると肝臓の仕事が増えます。

間食として、甘いものなどを頻繁に食べていると、肝臓の休まるときがありません。偏った栄養素だけとるのも、肝臓の負担になります。

肝臓に負担をかけないように、規則正しい生活と食習慣の改善をします。

脂肪肝の原因の一つである、肥満も解消しましょう。体重を減らすだけで、肝機能はかなり改善します。

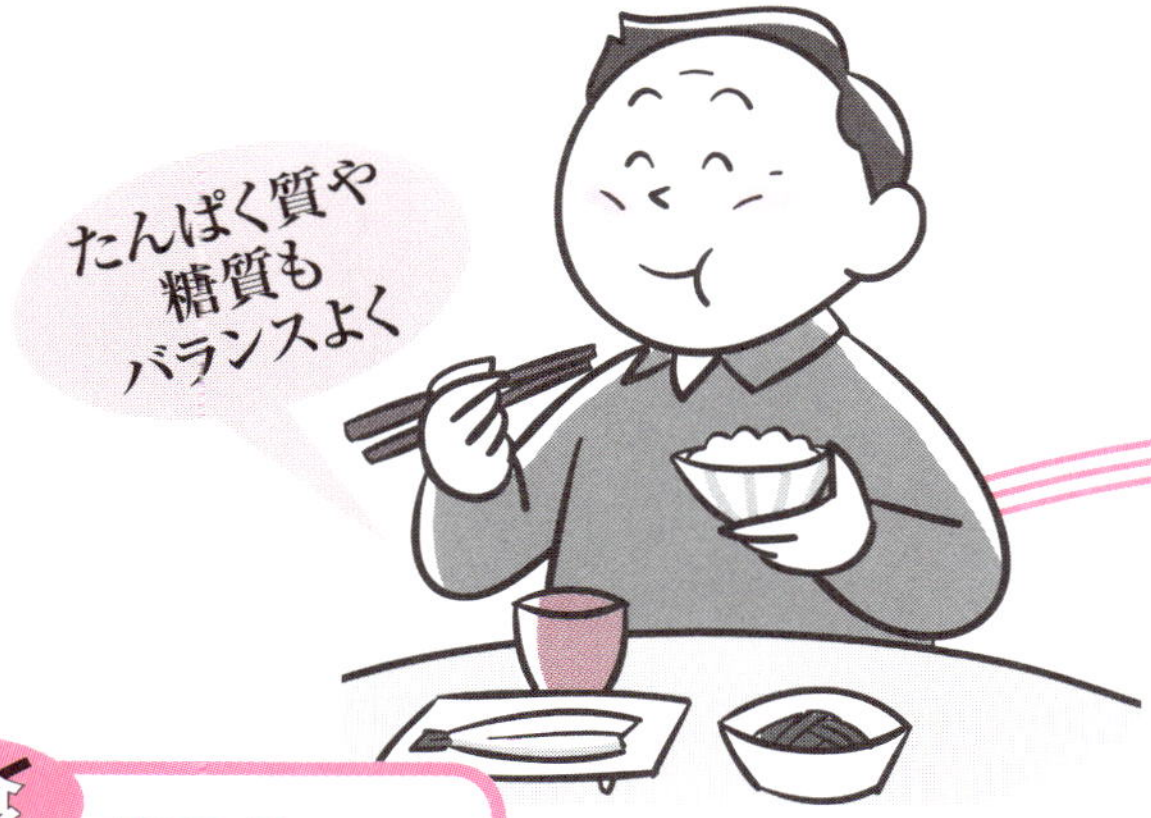

糖質を極端に制限する方法もある。一時的にはよいが、長期的に安全かどうかは不明。目標体重になったら、糖質もたんぱく質もバランスよくとろう

夜食

寝る前2時間は食べない

夜は昼にくらべてエネルギーが消費されない。寝る前の２時間は、食事や間食をしない。

夜

お酒はやめて食べすぎない

アルコール分解は肝臓に負担がかかるので、肝機能に問題がある場合は禁酒をする。食べすぎもまた負担になるので、適量にする。

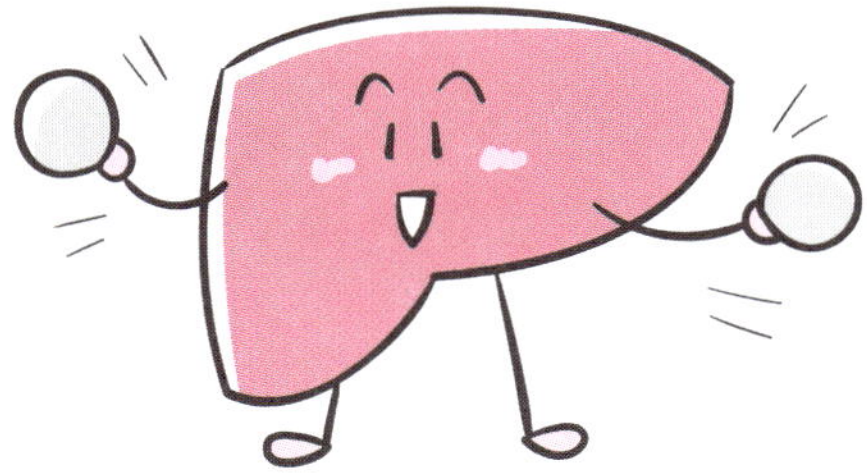

肝臓は、食事時は栄養素を分解・合成し、空腹時は別の仕事をする。食べない時間をつくることが、肝臓の負担を減らす

極端に制限するのはかえって危険

たんぱく質が不足すると、体は筋肉を分解して、たんぱく質を補おうとする。筋肉が減ると消費エネルギーも減り、脂肪肝が進む

間食

甘いものはダメ。飲み物は無糖で

砂糖は肝臓で脂肪に変えられやすく、ためられやすい。甘い飲み物は糖質の量が多いので、飲むなら無糖のお茶やコーヒーにする。

対策②生活と治療

特効薬は運動。改善しなければ薬や手術も

脂肪肝とNASHの改善には、食事に注意するだけでは十分な効果が出ません。運動することで、肝臓にたまった脂肪を消費したり、第二の肝臓といわれる筋肉を増やすことができます。

毎日歩くだけで肝臓の助けになる

運動は、肝臓の働きを助ける効果があります。食事でとった糖質を消費して、代謝を助ける筋肉を増やします。週1回ジムに通うだけではなく、毎日続けることが必要です。

運動は好きなものでOK。継続できるものを選ぶ

運動は、続けられるのであれば、昔やっていたスポーツでもよい。好きなものを選んで始める。道具や場所を選ばないので、ウォーキングがいちばんのオススメ。

毎日

できれば速足。30分以上が望ましい

最初から長い距離を歩くと毎日続けられない。実行しやすい距離からじょじょに伸ばし、最終的に速足で30分以上歩けるようにする

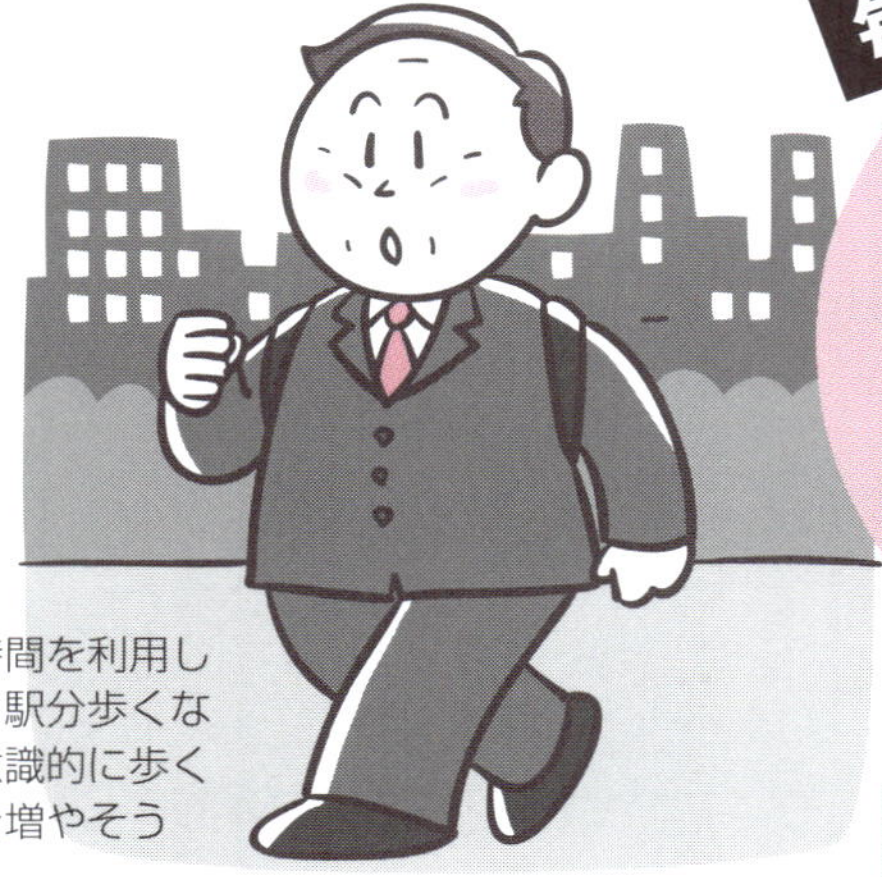

通勤時間を利用して、1駅分歩くなど、意識的に歩く時間を増やそう

できるようになったら

＋《プラス》週1回

大きく筋肉を使う運動を組み合わせる

毎日体を動かすことに慣れてきたら、もう少し強い運動を組み合わせてみる。ジムなどで自分に合ったメニューをみつけて始めよう

ジムに行ったり、地域のスポーツクラブに入ったりして、少し強めの運動をする

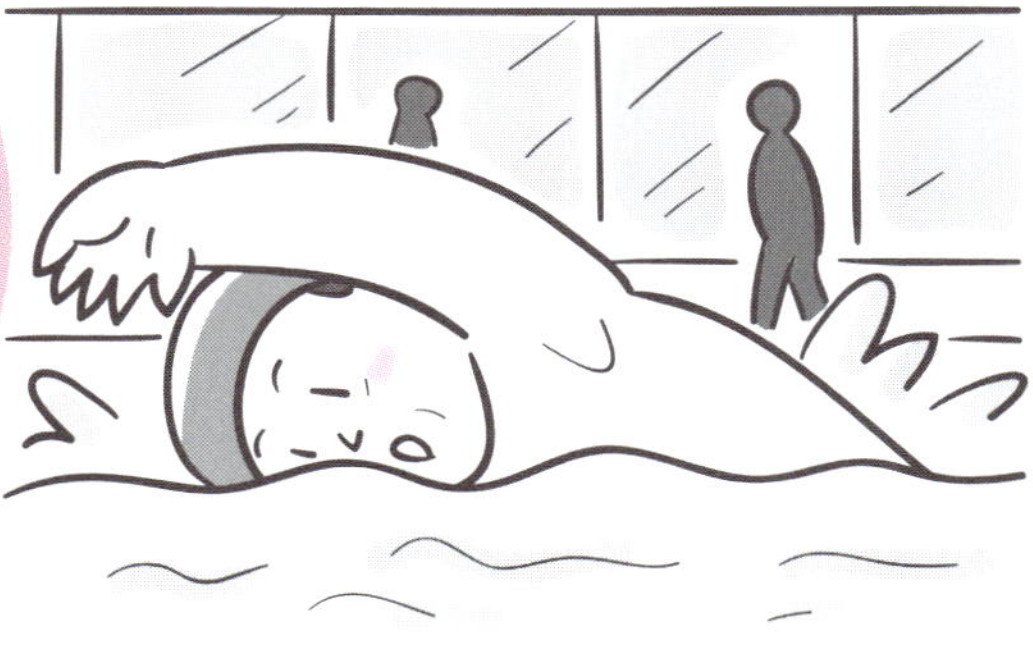

NASHや合併症があったら薬で対処

NASHがあって、生活習慣を改善しても肝機能が改善しないときは、肝炎を抑える薬を使います。生活習慣病の合併症がある場合は、それを改善する薬も必要です。

▼肝炎を抑える

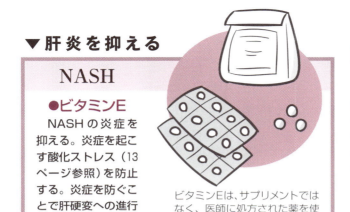

NASH

●ビタミンE

NASHの炎症を抑える。炎症を起こす酸化ストレス（13ページ参照）を防止する。炎症を防ぐことで肝硬変への進行が抑えられる。

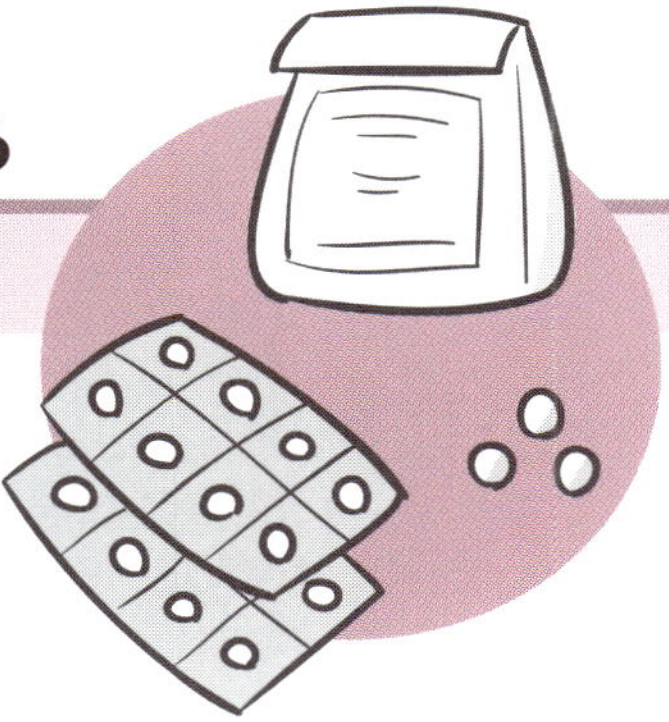

ビタミンEは、サプリメントではなく、医師に処方された薬を使う。炎症と線維化を防ぐ

▼合併症がある場合に使う

糖尿病

●ピオグリタゾン

脂肪細胞に脂肪をためさせて、肝臓の脂肪を減らす。NASHのALT値を下げ、線維化など肝臓の状態やインスリン抵抗性を改善する。

脂質異常症

●スタチン
●エゼチミブ

小腸からのコレステロール吸収を抑制する。脂質異常症そのものを改善し、脂肪肝や炎症も改善できる。

高血圧

●アンジオテンシンⅡ《ツー》1型受容体拮抗薬

血圧の改善だけでなく、肝組織の改善など、NASHの炎症や線維化の抑制が見込まれる。

積極的に体を動かして肝臓を助けよう

脂肪肝とNASHの改善には、食事管理とともに運動も重要です。肝臓に脂肪をためないように、とった栄養を消費しましょう。

筋肉は第二の肝臓（九二ページ参照）といわれ、肝臓と同じような働きをします。肝臓を助けるためにも、運動で筋肉量を増やしましょう。

改善できないときの最終手段が薬と手術

運動を始める前の体重から、七％ほど減量に成功すれば、肝臓の状態を改善できます。まずは、現在の体重からマイナス七％を目指しましょう。

食事と運動で体重や血液検査の値が改善できなければ、薬を使う方法や、胃の一部を切除する手術で食事の摂取量を減らす方法も考えられます。ただ、それらに頼らず、できるだけ生活のなかで肥満を解消するのがベストです。

血液・画像・肝生検

いつ？ いつ受ける？ どんな？ どんな方法？ 何が？ 何がわかる？

いつ？ 病気の進行度や治療の効果をみるときに

職場や地方自治体の一般的な健康診断を受ける。検査結果によって、必要なら精密検査でくわしく調べる。治療を始めてからも、効果をみるためにおこなわれる。

健康診断（健診）

血液検査

- 肝機能検査
（AST、ALT、γ-GTP）
- ウイルス検査（24ページ参照）
（HBs抗原、HCV抗体）

健診の血液検査には、肝機能の項目が入る。ウイルスの感染を調べる検査は、必要に応じておこなう。

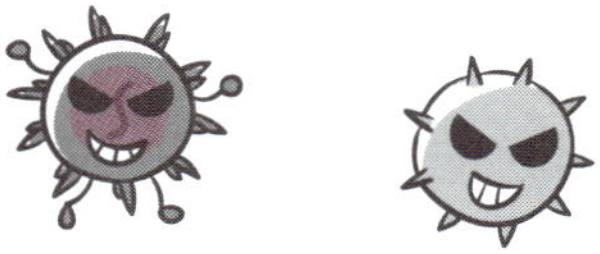

↓

精密検査（精検）

血液検査

- 肝機能検査
- ウイルス検査
- 腫瘍《しゅよう》マーカー検査
（25ページ参照）

検査結果から考えられる病気を考慮して、よりくわしい検査を受ける。ウイルス感染の有無や型の特定をする。

画像検査（26ページ参照）

- 超音波検査
- CT検査／MRI検査

肝臓の形を見る。肝臓の脂肪沈着や肝硬変の有無を確認する。

肝生検（28ページ参照）

肝臓の一部を採取して、肝細胞の状態をよりくわしく検査する。

↓

診断

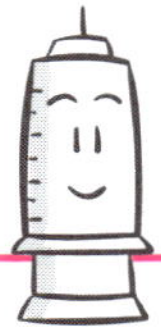

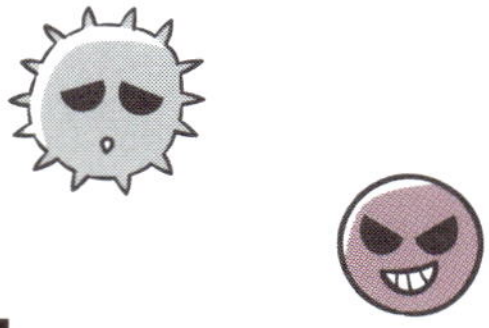

↓

治療中（治療）

毎回

血液検査

- 肝機能検査
- ウイルス検査

治療の効果を細かく確認して、使用している薬が有効かどうかを正確に把握する。

＋

定期的

血液検査●腫瘍マーカー検査
画像検査●超音波検査　など

効果的な治療法が確定して、治療を続けるなかで、病状の変化を確認する。

何が? 肝臓の機能の異常、その原因がわかる

血液に含まれる物質で、代謝や解毒が正常におこなわれているかどうかがわかる。複数の成分の量が数値化されると、肝機能の異常の原因がみえてくる。

どんな? 血液を採取して成分を調べる

肝臓が代謝や解毒に働くなかで、血液中にさまざまな物質が出てくる。血液を採取して含まれる物質の成分や量を調べる。

検査項目	基準範囲*1	わかること	
AST（GOT）	7〜38IU《アイユー》/ℓ	肝臓の障害度	上昇:肝臓の障害
ALT（GPT）	4〜43IU/ℓ		
γ-GTP	男性〜73IU/ℓ、女性〜48IU/ℓ	胆道系《たんどうけい》*2の障害度	上昇:飲酒、脂肪肝
総コレステロール	120〜220mg/dℓ	代謝《たいしゃ》力（合成能）	上昇:過食 低下:肝機能低下
総たんぱく	6.5〜8.0g/dℓ		上昇:自己免疫《めんえき》疾患 低下:肝機能低下、栄養不良
アルブミン	3.8〜5.1g/dℓ		低下:肝機能低下、栄養不良
コリンエステラーゼ（ChE）	180〜415IU/ℓ		上昇:脂肪肝 低下:肝機能低下
ヘパプラスチンテスト（HPT）	70〜130%		低下:肝障害
プロトロンビン時間（PT）	12〜16 秒 （活性値 70〜120%）		延長:肝機能低下
総ビリルビン	0.2〜1.2mg/dℓ	解毒力・排泄《はいせつ》力、胆道系の障害度	上昇:肝臓・胆管の障害
アルカリホスファターゼ（ALP）	103〜335IU/ℓ		上昇:肝臓・胆管の障害
血小板	16.0万〜41.0万/μ《マイクロ》ℓ	肝臓病の慢性度、線維化の進展度	低下:肝線維化の進行
γ-グロブリン	0.8〜1.8g/dℓ		上昇:肝硬変、自己免疫疾患
ZTT（硫酸亜鉛混濁試験）	3.0〜12.0KU《ケーユー》		上昇:肝炎、肝硬変、肝がんなど

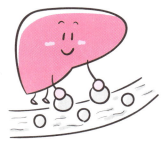

肝臓の仕事ぶりは血液に現れる。血液を調べれば肝臓が健康かどうかわかる。肝臓のしくみや働きは88ページ参照

*1 基準範囲は武蔵野赤十字病院の例（2016年12月現在）。医療機関や検査機関によって、基準範囲が異なる場合もある

*2 胆道系とは、胆管や肝管といった胆汁が流れる管を指す

■B型肝炎の場合

健診 精検

HBs抗原検査

何が? ウイルスの有無

ウイルスに感染するとHBs抗原、増殖するとHBe抗原というたんぱく質が過剰につくられる。

➕陽性

感染している

HBs抗原が検出されれば、現在感染していると判断される。くわしい検査が必要

➖陰性

感染していない

HBs抗原が検出されなければ、現在は感染していないと判断される

精検 治療

①HBe抗原検査
②HBV-DNA検査

何が? ウイルスの量

HBe抗原が検出されるとウイルスの量が多く、感染力が強いと判断。同時にHBV-DNA検査でウイルスの量を数値化し、ウイルスの活動状況を調べる。

①➕陽性
②多い
(4.0log《ログ》コピー/㎖以上)

感染力が強い

慢性肝炎の可能性がある。さらにくわしく調べる

①➖陰性
②少ない
(4.0logコピー/㎖未満)

感染力が弱い

肝炎が治まっている可能性がある。ALT(23ページ参照)などで判断する

肝機能検査や画像検査とあわせて診断

必要に応じて、HBs抗体やHBe抗体(HBs抗原・HBe抗原に対する武器)の有無も調べる

どんな? 血液中のウイルスの目印を調べる

ウイルス(抗原《こうげん》)などが体に侵入すると、体は抗原を排除するために抗体をつくる。ウイルス性肝炎では、ウイルスがつくる特別なたんぱく質=抗原とその抗体が目印になる。抗原や抗体の有無を検査で調べ、感染の状況をみる。

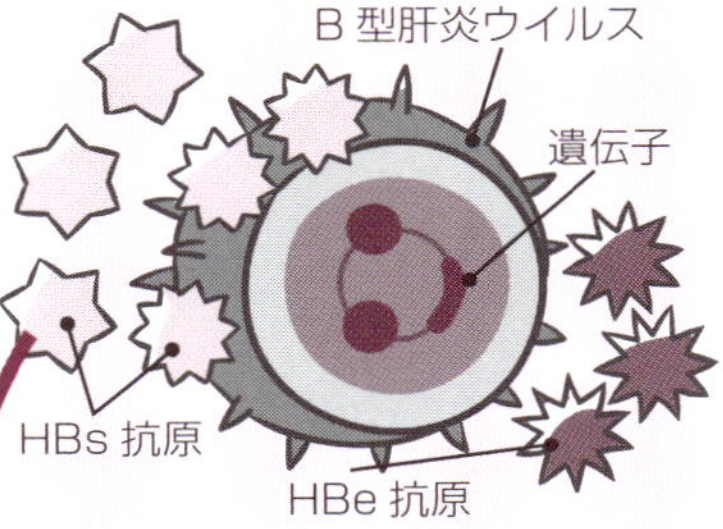

B型肝炎ウイルスの場合、ウイルスの膜をつくるHBs抗原と、ウイルスの増殖時につくられるHBe抗原が目印

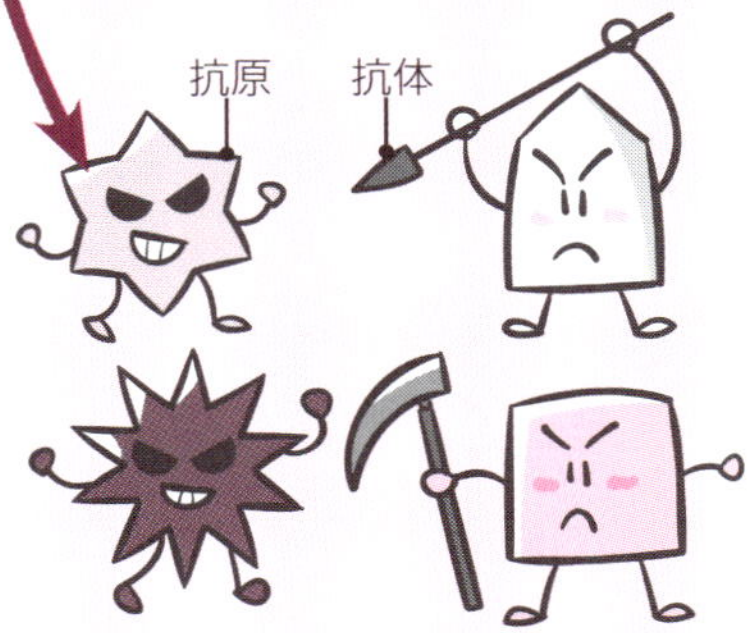

体がウイルスのたんぱくを敵=抗原として認識すると、敵(抗原)に合った武器=抗体をつくって排除しようとする

どんな？ 血液にがん特有の成分が含まれていないかを調べる

がん細胞や、がんに対する体の反応でつくられた物質が血液中に現れる。腫瘍マーカー検査は、血液中の物質の量を調べてがんの有無を判断する。

何が？ 基準値を外れるとがんの発生が疑われる

●AFP
基準値:10ng《ナノグラム》/mℓ未満

本来は胎児のころにつくられるたんぱく質で、大人ではつくられない。肝細胞ががんになると再びつくられるようになる。

●PIVKA《ピブカ》-Ⅱ
基準値:37.8mAU/mℓ以下

肝がんがあると数値が上昇する。AFP が基準値範囲内でも、数値が高いことがあるので、あわせて確認する。

●AFP-L3分画
基準値:10%以下

AFP を L1、L2、L3の３つに分割してその割合をみる。肝がんがあると L3 の割合が増える。

↓

基準値を外れたら画像検査で確認

基準値は、武蔵野赤十字病院の場合（2016 年12月現在）。医療機関や検査機関によっては、基準値が異なる場合がある

血液検査

●腫瘍マーカー検査

精検　治療

■C型肝炎の場合

健診　精検

HCV抗体検査

何が？ ウイルス感染の可能性

ウイルスに感染すると抗体がつくられる。血液中に HCV 抗体があるかどうかを調べる。

➕陽性

過去に感染

または

現在感染している可能性が高い

➖陰性

感染していない可能性が高い

感染していないか、もしくは感染していても初期だと HCV 抗体は検出されない

↓

精検　治療

HCV-RNA検査

何が？ ウイルスの遺伝子の有無

感染しているかどうかを慎重に判断するため、HCV-RNA 検査をおこなう。ウイルスに含まれる遺伝子の有無を調べる。

➕陽性

現在感染している

現在感染している状態。すぐに専門医を受診して、診断を受ける必要がある（33 ページ参照）

↓

さらにウイルスのタイプ（32 ページ参照）を調べる。耐性ウイルス（38 ページ参照）の有無を調べることもある

➖陰性

感染していない

HCV 抗体検査が陽性でも、かつては感染していたが自然に治癒し、現在は感染していない

何が？ 肝臓の硬さや脂肪の沈着、がんの有無がわかる

血液検査だけではわからない、肝臓自体の変化をみる。主に、線維化や脂肪肝、肝がんの有無がわかる。

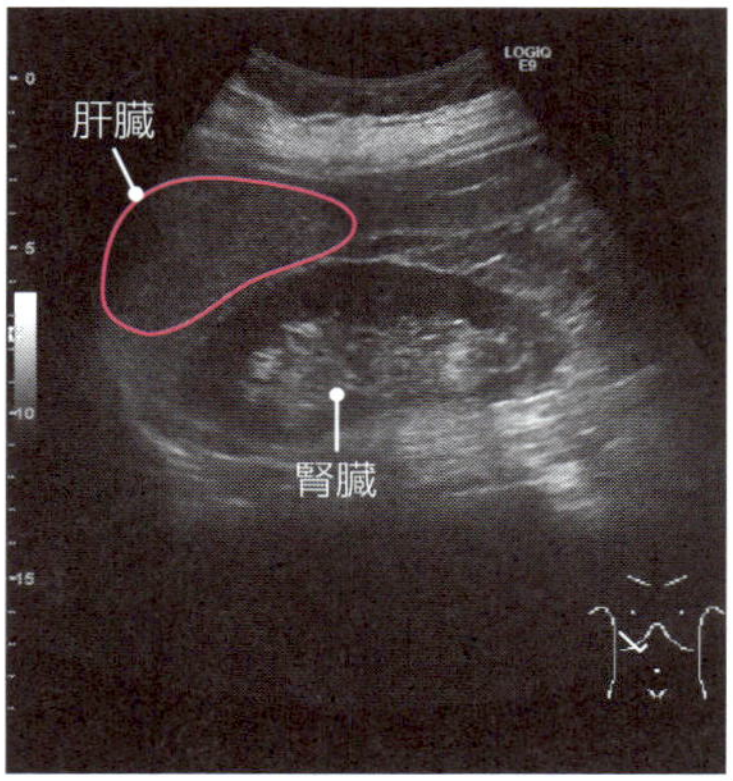

超音波検査の見え方

写真は脂肪肝の超音波画像。赤線で囲んだ部分が肝臓で、たまった脂肪のために白っぽくなっている

どんな？ 超音波を利用して体内をみる

画像検査のなかでは体への負担がいちばん小さく、簡単にできるため最もよく使われる。検査機器の進歩により、1cm程度の小さながんも発見できる。造影剤を使うこともある。

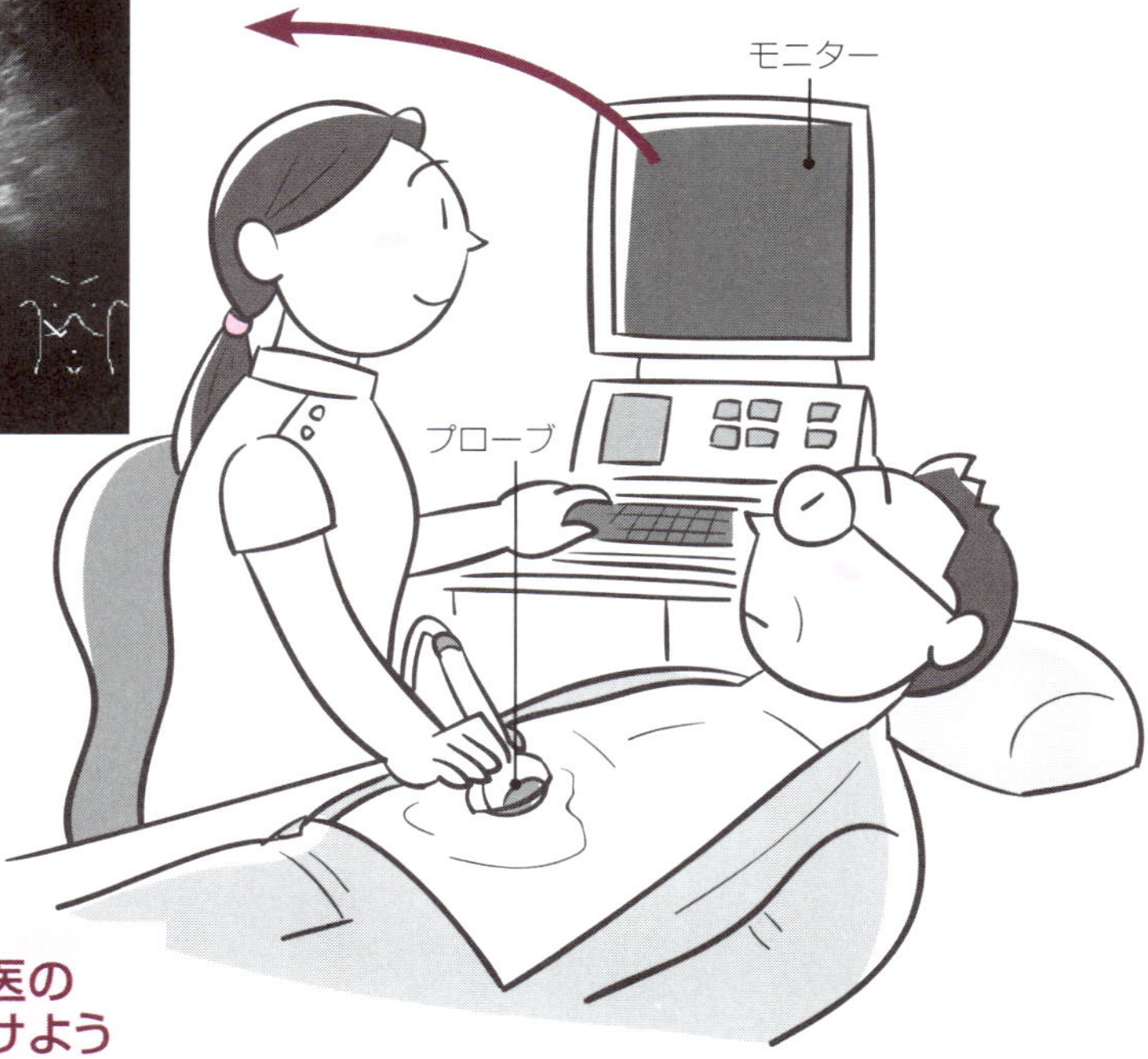

プローブと皮膚のあいだに空気が入ると、画像が鮮明に映らない。検査時はジェルをぬって、できるだけ空気をなくす

画像検査は専門医のもとで定期的に受けよう

検査機器の設備があれば、かかりつけ医でも検査は可能だが、くわしく調べるためには、専門医の検査を受けるのがよい。肝臓病の進行がどれくらいなのかをきちんと診断してもらう。

■CT（コンピュータ断層撮影）検査

どんな？ エックス線を使って体内の断面図をとる

肝がんを見つけやすい。撮影時間は10～15分と短い。造影剤を使ってくわしく見ることも可能。エックス線なので弱い被《ひ》曝《ばく》がある。

■MRI（核磁気共鳴画像法）検査

どんな？ 強力な電磁波を使って体内の断面図をとる

超音波では見えにくい病変も見つける。いくつかの造影剤を使い分けて診断の精度を上げることもできる。撮影時間が長く30～60分はかかる。

CT は撮影時間が短く、多くの医療機関が備えていることが多いため、MRI よりおこなわれることが多い

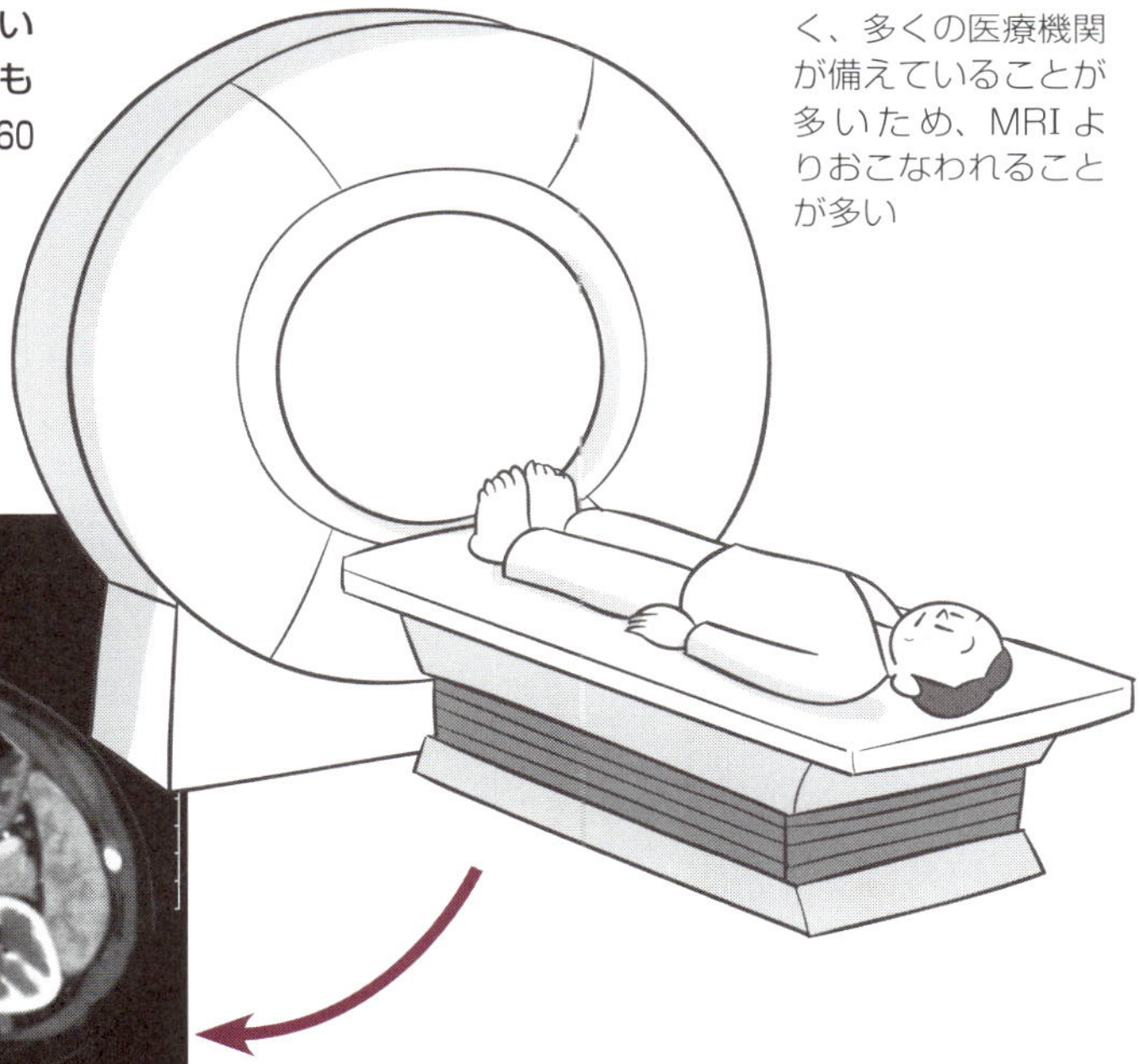

写真は CT で肝がんを写したもの。赤線で囲んだ部分が肝がん

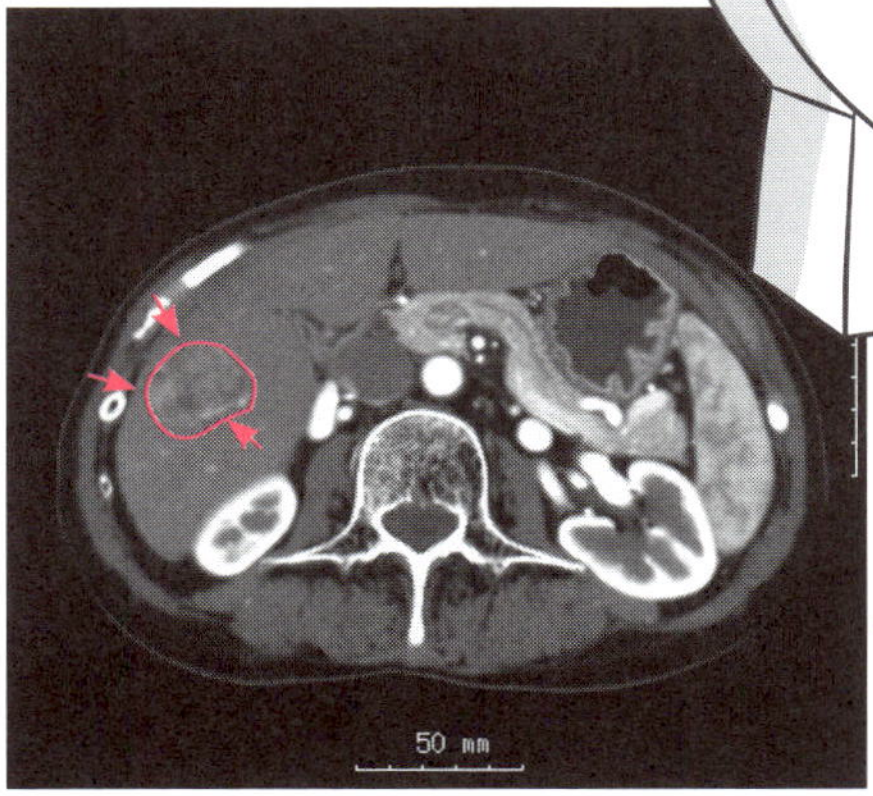

何が？ がんの有無や肝硬変がわかる

CTもMRIも見えづらい部分はなく、がんや肝硬変の状態をくわしく観察することができる。

肝生検

精検

何が？ 線維化や脂肪の沈着、炎症がわかる

炎症の有無や線維化の程度、脂肪の沈着具合がくわしくわかる。肝機能の低下の原因がよりはっきりわかり、治療方法が決定できる。

炎症の程度	A0	壊死《えし》・炎症なし
	A1	軽度
	A2	中等度
	A3	高度

炎症の程度やどれくらいの肝細胞が壊れているかがわかる

線維化の程度	F0	線維化なし
	F1	軽度
	F2	中等度
	F3	高度
	F4	肝硬変

治療法を選ぶときは、線維化の程度が重要な判断材料になる

どんな？ ① 超音波で見ながら針を刺して細胞を採取

腹部に局所麻酔をして生検針を刺し、肝臓の一部を採取する。超音波で見ながらおこなうので、痛みも少なく安全。

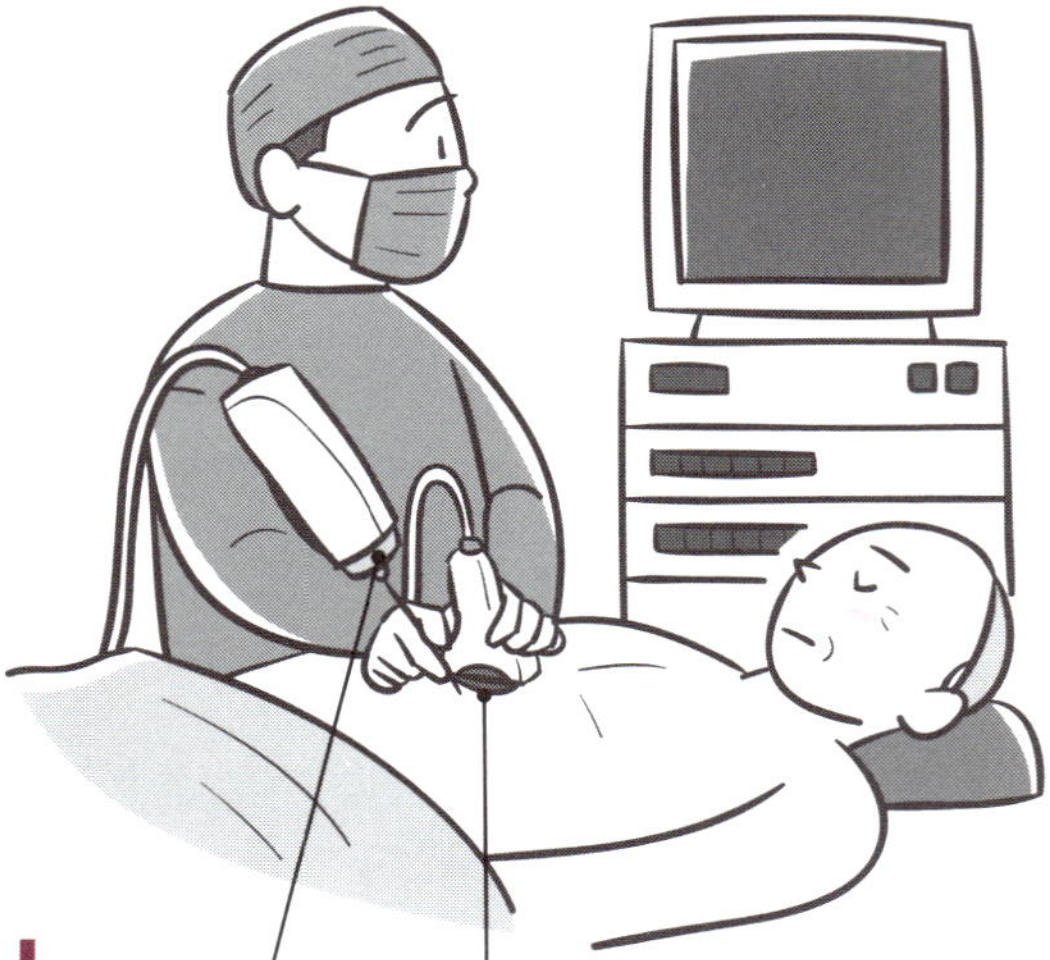

検査後、出血がきちんと止まるまで、5～6時間程度の安静が必要

検査自体は20～30分程度。当日は入院する

② 細胞を顕微鏡で見る

採取した肝臓組織を顕微鏡で見る。細胞レベルで観察する、最も精度の高い検査。

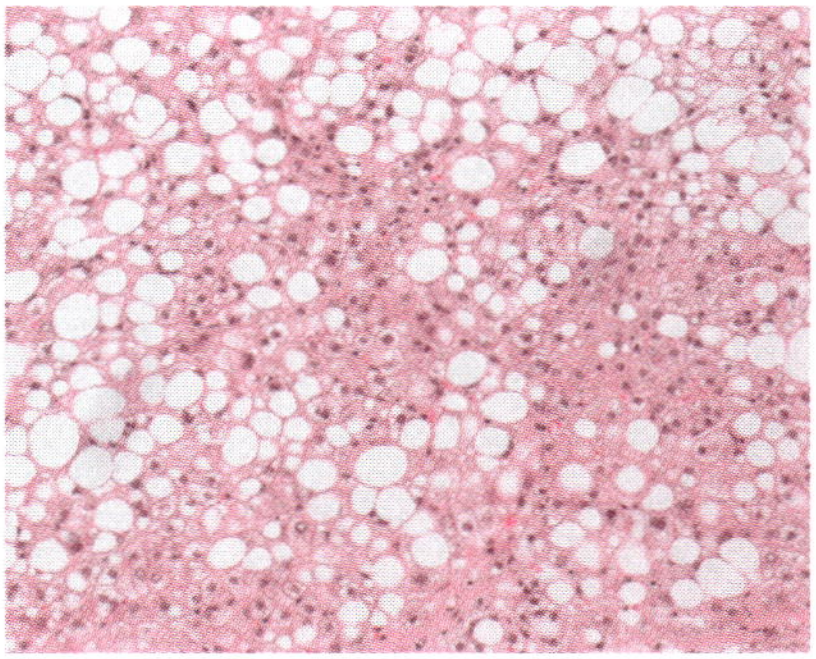

写真は、脂肪肝の生検画像。細胞のなかに白い脂肪がたまり、細胞が押しつぶされているのがわかる

2

C型肝炎——
のみ薬だけで治す時代に

C型肝炎は、慢性化しやすく、肝がんになりやすい病気です。
長らく「治りにくい」病気でしたが、
最近効果の高い薬が次々と開発され、
「治る」病気になりました。
医師に言われたことを守って薬を使い、
肝臓をいたわる生活をして、治療を成功させましょう。

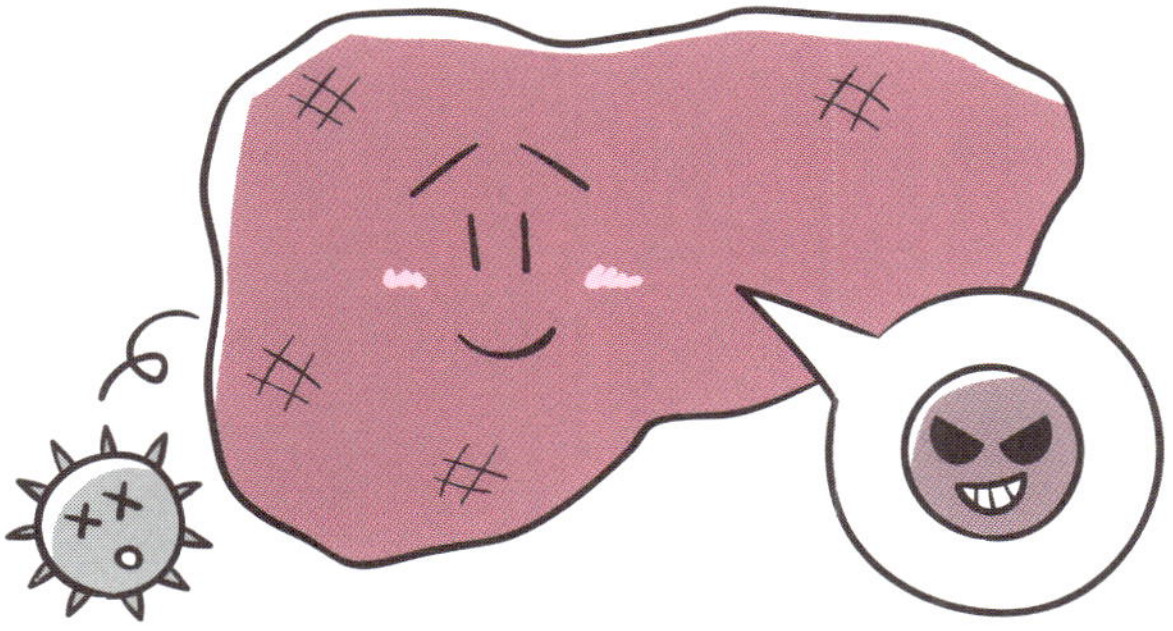

病気の特徴は？

画期的なのみ薬の登場で治療効果が高まった

C型肝炎は、長らく肝がんの大きな原因で、治りにくい病気でした。現在は、画期的なのみ薬が登場し、効果的な治療が可能になりました。専門医に相談して、根本治療を目指しましょう。

「治りにくい肝炎」から「治る肝炎」へ

C型肝炎は、肝がんの最大の原因として、長いあいだ怖れられてきました。特に、日本人には従来の薬が効きにくいタイプが多く（三二ページ参照）、治療は難しいとされていました。

ところが、二〇一一年以降、のみ薬が次々に開発され、治療効果が高まってきました。現在では、いくつもの違う作用の新薬が登場しています。ウイルスのタイプや患者さんの状況に合わせて、薬を効果的に使うことができます。C型肝炎は治る病気になったのです。

慢性化しやすく肝がんになりやすい

C型肝炎ウイルスは、血液や体液から感染します。ウイルスによって肝細胞が攻撃され、一部の人は急性肝炎が引き起こされます。一度感染すると慢性化しやすいのが特徴です。

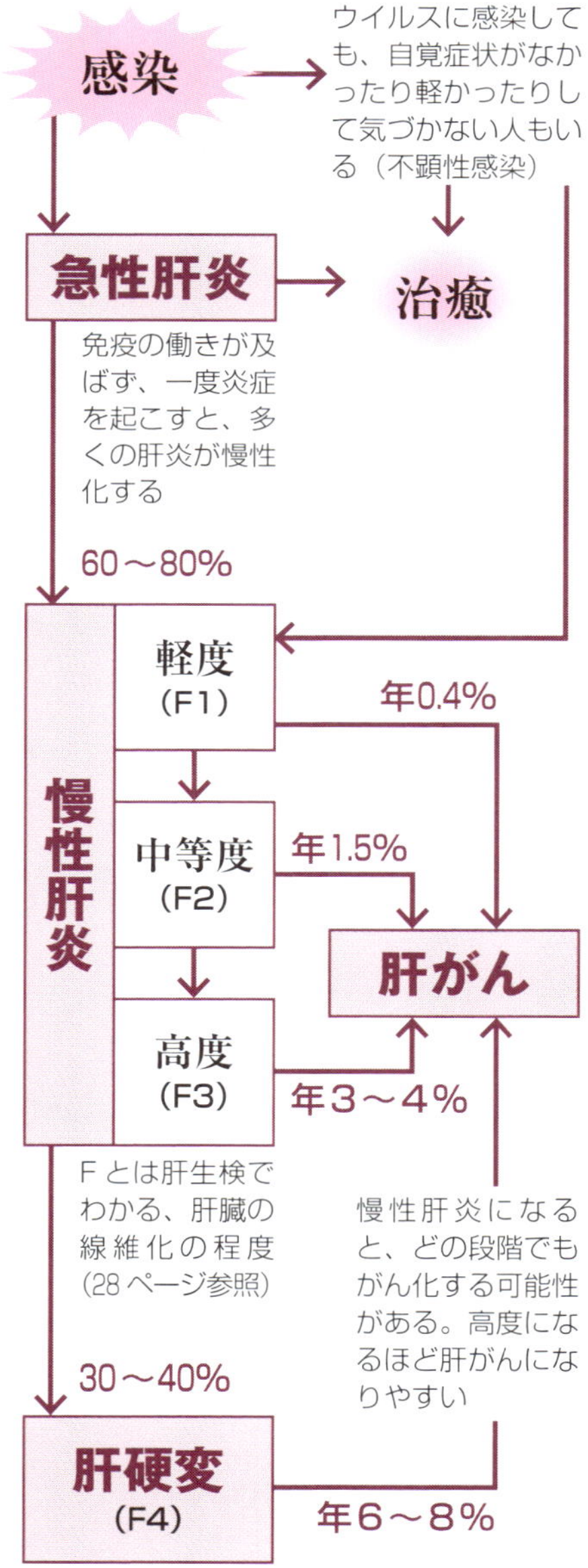

（肝炎や肝硬変の発生割合は「肝炎.net」より。がん化の割合は『Animus 2015 Autumn No.85』朝比奈靖浩「C型肝炎治療の最前線！ 肝がん制圧に向けた新たなる戦い」より）

従来の方法に加えて新しいのみ薬が登場

今までは、注射薬の治療を受けられなかったり、効かなかったりした人がいました。2014年から、注射薬を使わずにのみ薬だけで治療する方法が始まっています。

新

のみ薬（抗ウイルス薬）

効果が高いため多くの人が使う

抗ウイルス薬は、ウイルスに直接作用して増殖を抑える。ウイルスを確実に消すので、軽度の肝硬変までなら治る（34ページ参照）。

長所
- 効果が高い
- 注射が不要
- 副作用が少ない

短所
- 併用できない薬が多い
- 耐性ウイルス（38ページ参照）ができやすい

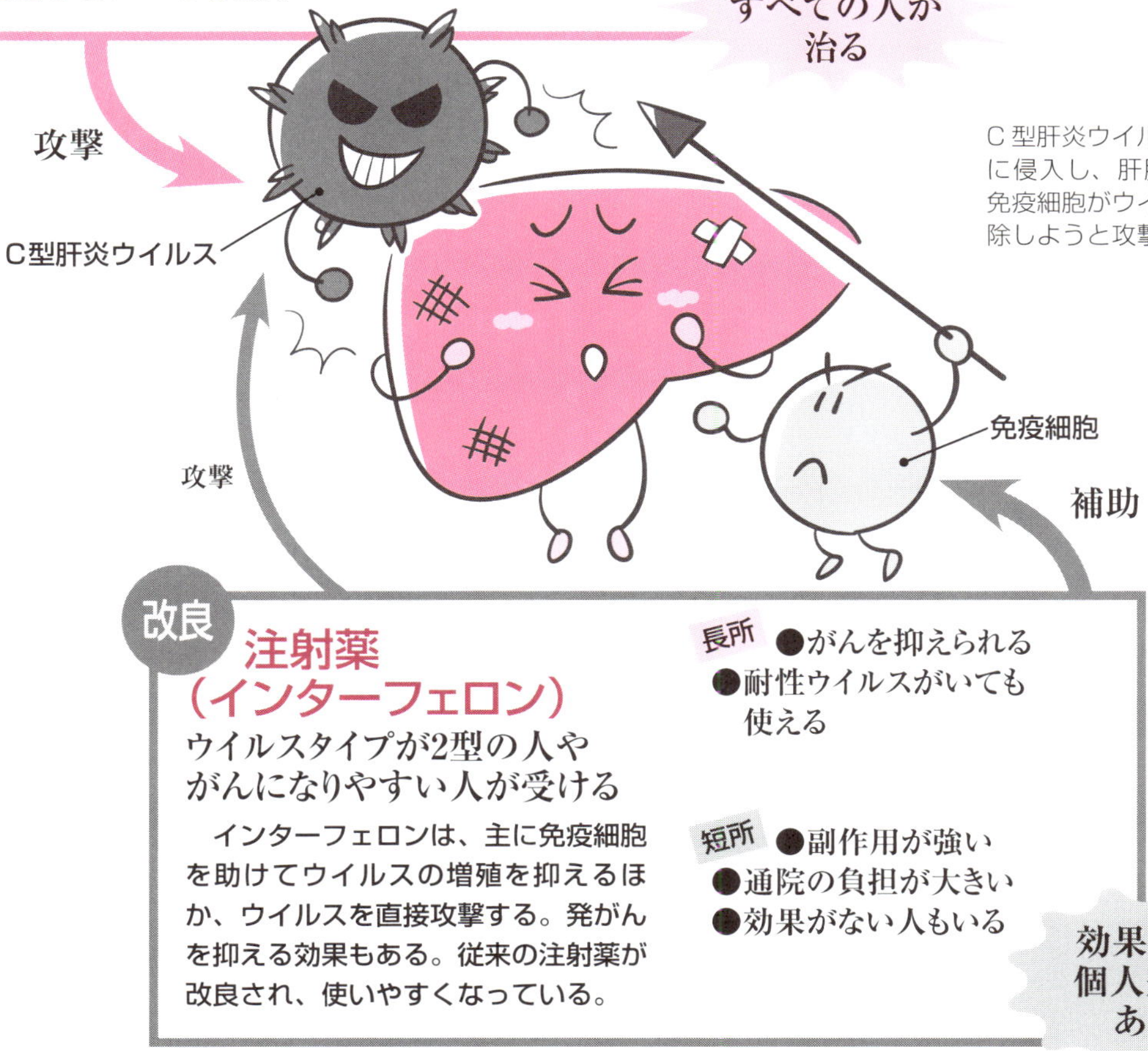
ほぼ
すべての人が
治る
攻撃
C型肝炎ウイルス
免疫細胞
攻撃
補助

C型肝炎ウイルスが体内に侵入し、肝臓を攻撃。免疫細胞がウイルスを排除しようと攻撃する

改良

注射薬（インターフェロン）

ウイルスタイプが2型の人やがんになりやすい人が受ける

インターフェロンは、主に免疫細胞を助けてウイルスの増殖を抑えるほか、ウイルスを直接攻撃する。発がんを抑える効果もある。従来の注射薬が改良され、使いやすくなっている。

長所
- がんを抑えられる
- 耐性ウイルスがいても使える

短所
- 副作用が強い
- 通院の負担が大きい
- 効果がない人もいる

効果には個人差がある

治療方針の決定

ウイルスのタイプや肝臓の状態で決まる

確実に治すために、肝臓の現状を調べます。ウイルスのタイプ、肝臓の状態、肝臓以外の体の状態や体質で、治療方針が決まります。

3つのポイントから治療方針が決まる

C型肝炎ウイルスの感染がわかったら、さらにくわしい検査を受けて治療方針を決めます。ウイルスのタイプや肝臓の状態を十分把握したうえで、治療を始めます。

1 ウイルスのタイプ

●1型（a、b）　●2型（a、b）

C型肝炎ウイルスには1型と2型があり、それぞれaとbがある。血液検査でわかる。薬や治療法を選ぶためにも確定が必要。できれば耐性ウイルス（38ページ参照）の有無も調べる。

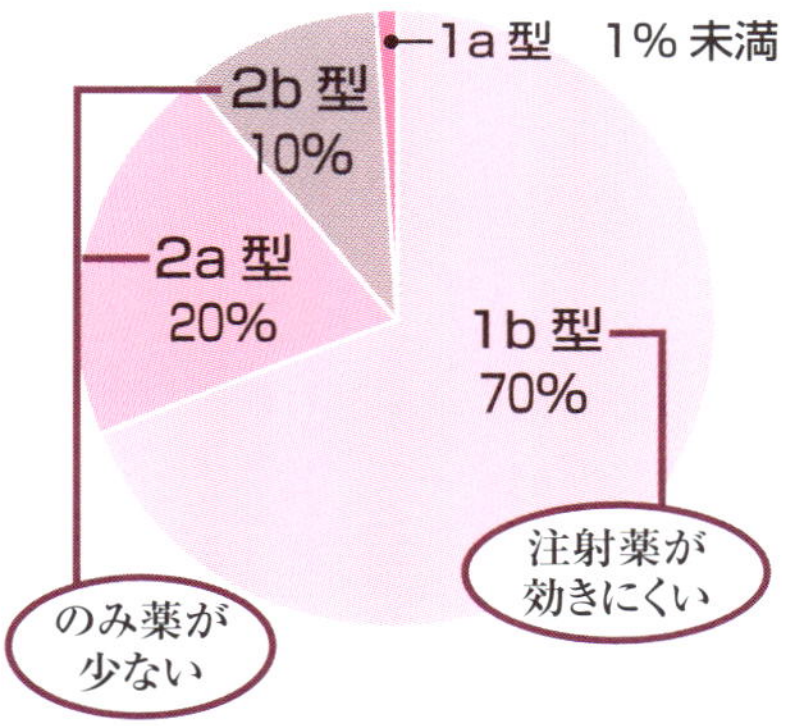
1a型　1%未満
2b型
10%
2a型
20%
1b型
70%
注射薬が効きにくい
のみ薬が少ない

円グラフは患者さんの割合。日本人の患者さんは1b型が多い。ウイルスのタイプによって治療前に効果が推測できる

2 肝臓の状態

●炎症と線維化の程度
●肝がんの有無

画像検査や生検で肝臓の状態と肝がんの有無をみる。血液検査で肝機能が正常の場合、さらに肝生検で肝炎や線維化の程度を調べる（28ページ参照）。

▼肝がんの危険度

		年齢	
		66歳以上	65歳以下
線維化	F2以降	高	中
	F1	中	低

年齢や線維化の程度により、肝がんの危険度がわかる。危険度が低い場合は、経過観察になることもある

3 合併症の有無

●生活習慣病
●腎臓病、呼吸器の病気

生活習慣病を合併している場合は、その治療に使う薬との相性を考慮し、ともに効果的な治療法を探る。腎臓病は薬の選択を左右するため、特にeGFR*に注意する。

＊推算糸球体ろ過量。腎臓の機能を示す検査値で、低いほど腎臓の働きが悪い

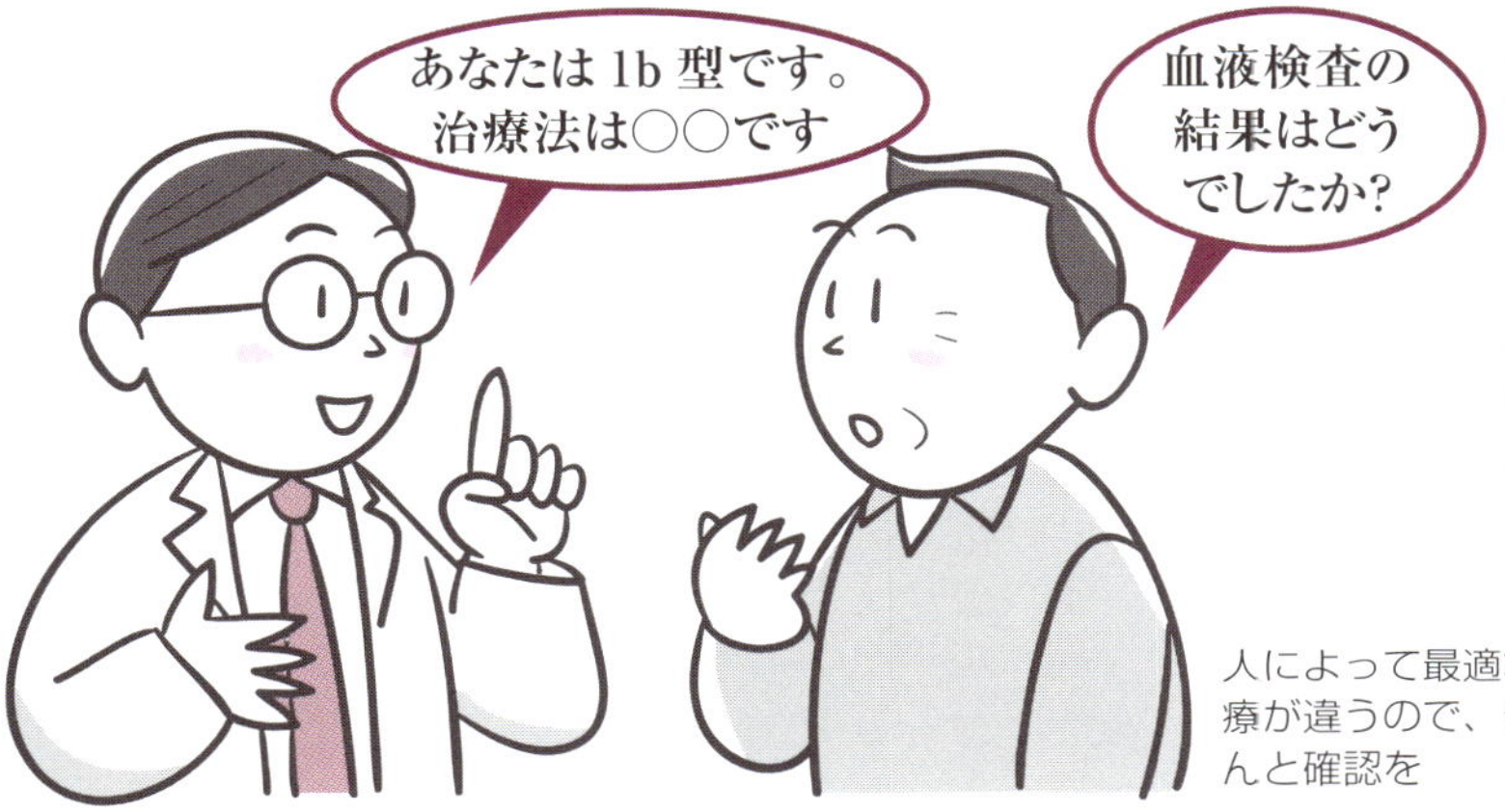
あなたは 1b 型です。
治療法は○○です
血液検査の
結果はどう
でしたか?

人によって最適な治療が違うので、きちんと確認を

十分確認してから治療を始める

肝臓の状態、ウイルスのタイプ、ほかの病気の合併、薬ののみ合わせなど体の状態や病気を確認します。特に血圧や不整脈の薬をのんでいる人は要注意。不明点がないようにしましょう。

専門医の診断のもと治療方針を決める

専門医を受診して、治るための治療方針をきちんと決めてもらいましょう。

治療の最終目的は、ウイルスをなくすことと、肝硬変の進行を抑えて、肝がんにならないようにすることです。そのためには、しっかり検査を受けて、現在の肝臓の状態と、感染したウイルスのタイプを正確に把握する必要があります。

専門医のもとで、最も成功する可能性の高い治療方法を示してもらいましょう。現在、C型肝炎ウイルスは適切な治療を続ければ、確実になくすことができます。

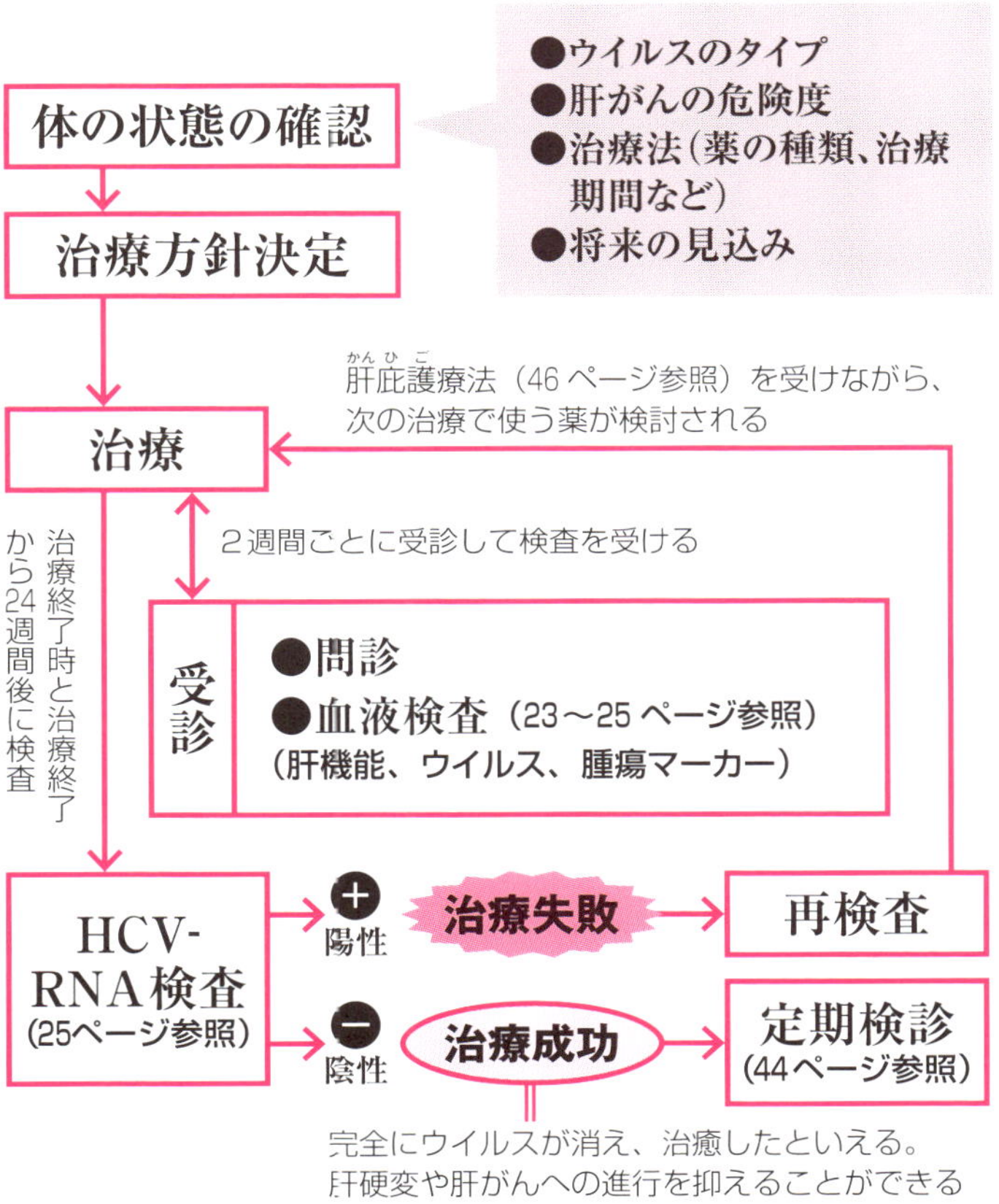
体の状態の確認
●ウイルスのタイプ
●肝がんの危険度
●治療法（薬の種類、治療期間など）
●将来の見込み
治療方針決定
肝《かん》庇《ひ》護《ご》療法（46 ページ参照）を受けながら、次の治療で使う薬が検討される
治療
2週間ごとに受診して検査を受ける
治療終了時と治療終了から24週間後に検査
受診
●問診
●血液検査（23〜25 ページ参照）
（肝機能、ウイルス、腫瘍マーカー）
HCV-RNA検査
（25ページ参照）
＋ 陽性
治療失敗
再検査
− 陰性
治療成功
定期検診
（44ページ参照）
完全にウイルスが消え、治癒したといえる。
肝硬変や肝がんへの進行を抑えることができる

のみ薬

ウイルスを直接攻撃する薬を三カ月間のむ

これまでの治療は、免疫に働きかけてウイルスを間接的に攻撃していました。

近年、ウイルスを直接攻撃する抗ウイルス薬が登場して、治療効果が飛躍的に高まっています。

抗ウイルス薬は、ウイルスに直接作用する。ウイルスの遺伝子のなかで、ウイルス自身を増やす役割をもつ部分を攻撃する

抗ウイルス薬には3種類ある

抗ウイルス薬は、ウイルスの遺伝子を攻撃します。攻撃する部分によって、薬は3種類あります。ウイルスのタイプや耐性ウイルスの有無によって、3種類の薬の組み合わせを決めて使います。

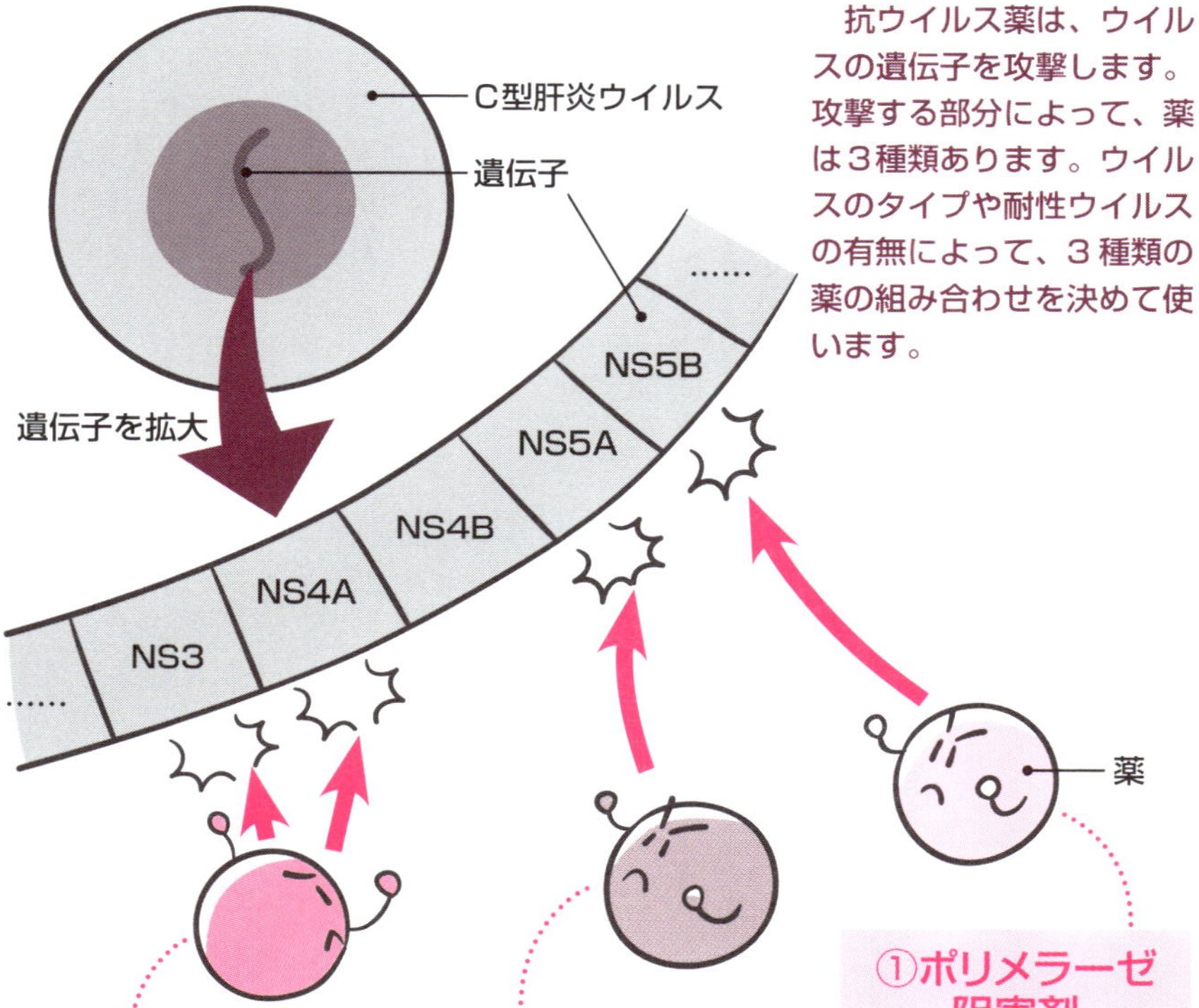

①ポリメラーゼ阻害剤

- ソホスブビル
- ベクラブビル

など

② NS5A阻害剤

- ダクラタスビル
- レジパスビル
- オムビタスビル
- エルバスビル

など

③ プロテアーゼ阻害剤

- アスナプレビル
- パリタプレビル
- グラゾプレビル

など

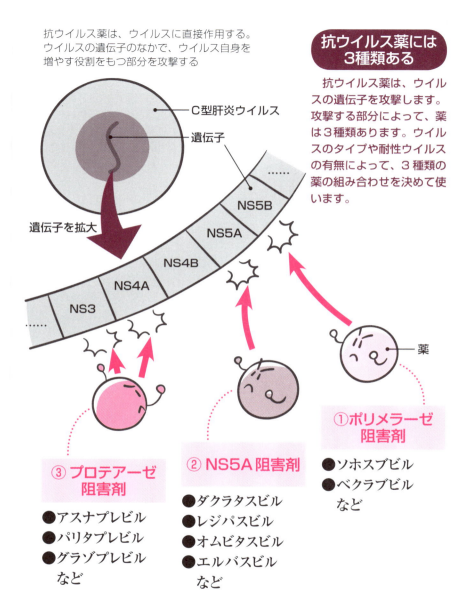

▼薬の使い方の例(2016年12月現在)

ウイルスのタイプ	薬の種類と組み合わせ		治療期間	注意点など
1型	① ②	ソホスブビル レジパスビル	12週間	eGFR30以下は不可
	② ③ ③	オムビタスビル パリタプレビル リトナビル*1	12週間	耐性ウイルス有と非代償性肝硬変(67ページ参照)には不可
	② ③	ダクラタスビル アスナプレビル	24週間	耐性ウイルス有と妊婦には不可
	② ③	エルバスビル グラゾプレビル	12週間	腎機能が悪くても使える
	① ② ③	ベクラブビル ダクラタスビル アスナプレビル	12週間	治験中*3
2型	①	ソホスブビル リバビリン*2	12週間	eGFR30以下、妊婦、うつ病の経験有は不可
	② ③ ③	オムビタスビル パリタプレビル リトナビル*1 リバビリン*2	16週間	1型用にリバビリンを追加して2型用として発売された。 耐性ウイルス有と肝硬変には不可
	① ②	ソホスブビル レジパスビル	12週間	1型は発売済。 2型用として治験中*3
全て	② ③	ABT-530 ABT-493	8週間	治験中*3

*1 抗ウイルス薬の一つ。エイズの治療薬でもある

*2 抗ウイルス薬の一つ。免疫の働きを強める(40ページ参照)

*3 薬の安全性などを確認する「治験」の途中。服用回数などの変更の可能性がある

のみ薬だけで治すのが現在の治療法の主流

以前のC型肝炎の治療は、注射薬が中心で、のみ薬は注射薬をサポートするためのものでした。その後のみ薬の開発が進み、現在では、直接ウイルスを攻撃する「抗ウイルス薬」をのむだけの治療方法が主流です。

インターフェロンは、うつ病があると使用できなかったり、副作用が強く出たりする場合があります。そのため、治療そのものが続けられない人もいました。抗ウイルス薬の登場によって、その心配がなくなりました。

効果の高い薬が次々に登場している

今は、より効果的にウイルスを攻撃する薬や、それらを組み合わせた配合剤も登場しています。決まった期間服用すれば完治でき、その後の服用は必要ありません。現在も薬の治験が進んでいますから、今後も改良が期待されます。

のむときの注意点

同時に使えない薬が多いので専門医に相談を

抗ウイルス薬は効果が高いだけに、使い方には注意が必要です。副作用があったり、ほかの病気の薬が同時に使えなかったりします。自己判断せず、必ず専門医や薬剤師に相談しましょう。

治療中は2つの点をチェックする

３ヵ月間の治療中、副作用やのみ合わせのチェックのため、２週間に１回は受診します。できれば専門医のもとで治療を続けたいのですが、遠方の場合、治療法が決まればかかりつけ医のもとでも治療が受けられます。

治療を確実に成功させるという覚悟をもとう

治療を始めたら、薬ののみ合わせや副作用に注意しましょう。副作用やのみ合わせの確認のため、のみ始めるときに入院する場合もあります。副作用はほとんどないのですが、薬をのみ始めて体調の変化に気づいたら、すぐに専門医に相談しましょう。

手軽に治療できるようになりましたが、抗ウイルス薬は一度失敗するとウイルスに耐性ができるため、次の治療が難しくなります。薬ののみ忘れの予防（三九ページ参照）も重要です。治療に正しく取り組みましょう。

▼副作用をチェックする

少ないが副作用は起こりうる

最新の薬は、ほとんど副作用がない。まれに不整脈などが起こる場合がある。肝機能が低下していると重い肝機能障害になることもある

対策 ↓

●検査で発見
●変化があれば受診する

自己判断で服薬をやめない。気になる症状があったらすぐに専門医を受診。毎日、血圧や脈拍を測って自己管理すると変化に気づきやすい（39ページ参照）

▼主な副作用と対処例

- ●**不整脈**　ソホスブビル使用時に、脈が遅くなる「徐脈」が起こりうる。程度に応じて薬の調整や治療の中止が検討される
- ●**むくみ**　オムビタスビル・パリタプレビル・リトナビル使用時に、降圧薬を併用すると、脚などにむくみが起こることも。降圧薬の変更や減量をする
- ●**肝機能低下**　アスナプレビル使用時に起こりうる。肝庇護療法（46ページ参照）やアスナプレビルの減量などが検討される
- ●**その他**　すべての抗ウイルス薬で、鼻炎や頭痛、吐き気や食欲不振、皮膚の湿疹などが起こることも。比較的軽く、治療を続けることが多い

のみ合わせ不可の薬はいっしょにのまないことが基本。もしのんでしまったら、すぐに専門医を受診する

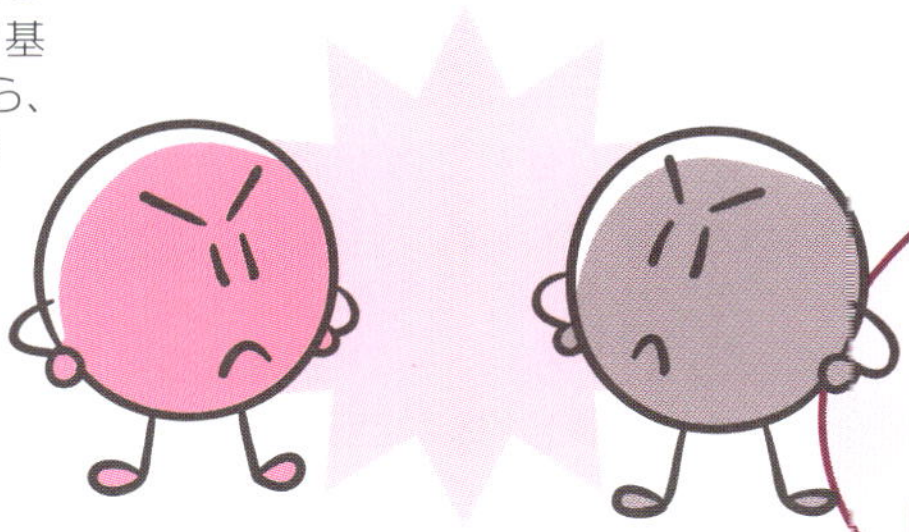

▼のみ合わせをチェックする

いっしょにのむと影響を及ぼす薬が多い

抗ウイルス薬は薬ののみ合わせに気をつける。ほかの病気の治療薬や、サプリメント（43ページ参照）と同時に使うと、抗ウイルス薬の効果がなくなったり、副作用が強くなったりする

対策

●お薬手帳を活用する
●自己判断せず専門医や薬剤師に相談する

基本的には、治療中の３ヵ月間は、抗ウイルス薬だけにする。どうしてもほかの治療薬が必要な場合は、自己判断しないで医師や薬剤師に薬ののみ方を相談する

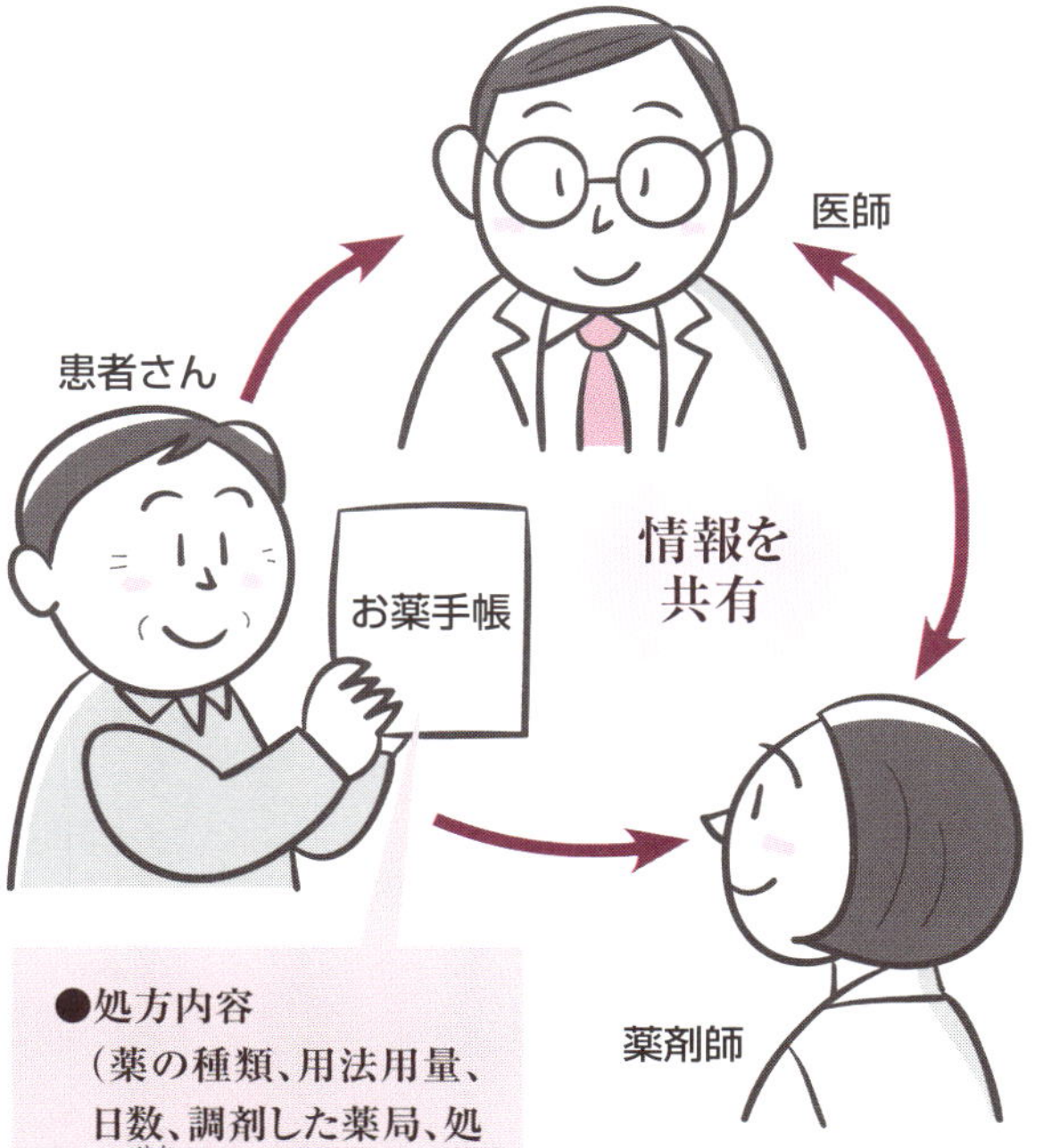
医師
患者さん
お薬手帳
情報を共有
薬剤師

- ●処方内容（薬の種類、用法用量、日数、調剤した薬局、処方箋《せん》を発行した医療機関など）
- ●副作用歴
- ●アレルギー歴
- ●過去にかかった病気、現在かかっている病気

医療機関を受診したときや薬を処方してもらうときに、お薬手帳を提出しよう。医師や薬剤師も患者さんの治療情報を共有でき、薬ののみ合わせのチェックができる

▼いっしょにのめない薬の例

- ●**ソホスブビル**　一部の抗結核薬や抗てんかん薬、セイヨウオトギリソウの入った食品やサプリは不可
- ●**オムビタスビル・パリタプレビル・リトナビル**　循環器薬、抗不安薬、抗精神病薬、子宮収縮薬、抗凝固薬、セイヨウオトギリソウの入った食品やサプリなどは不可
- ●**ダクラタスビル・アスナプレビル**　抗結核薬、抗てんかん薬、免疫抑制薬、抗菌薬、循環器薬、抗不整脈薬などや、セイヨウオトギリソウの入った食品やサプリは不可

耐性ウイルス

正しいのみ方で薬の効かないウイルスを防ぐ

ウイルスは、治療前から薬が効きにくい遺伝子変異をもっていたり、治療中に遺伝子を変えたりすることがあります。抗ウイルス薬の効果的な組み合わせと量を守り、決められた時間にのみましょう。

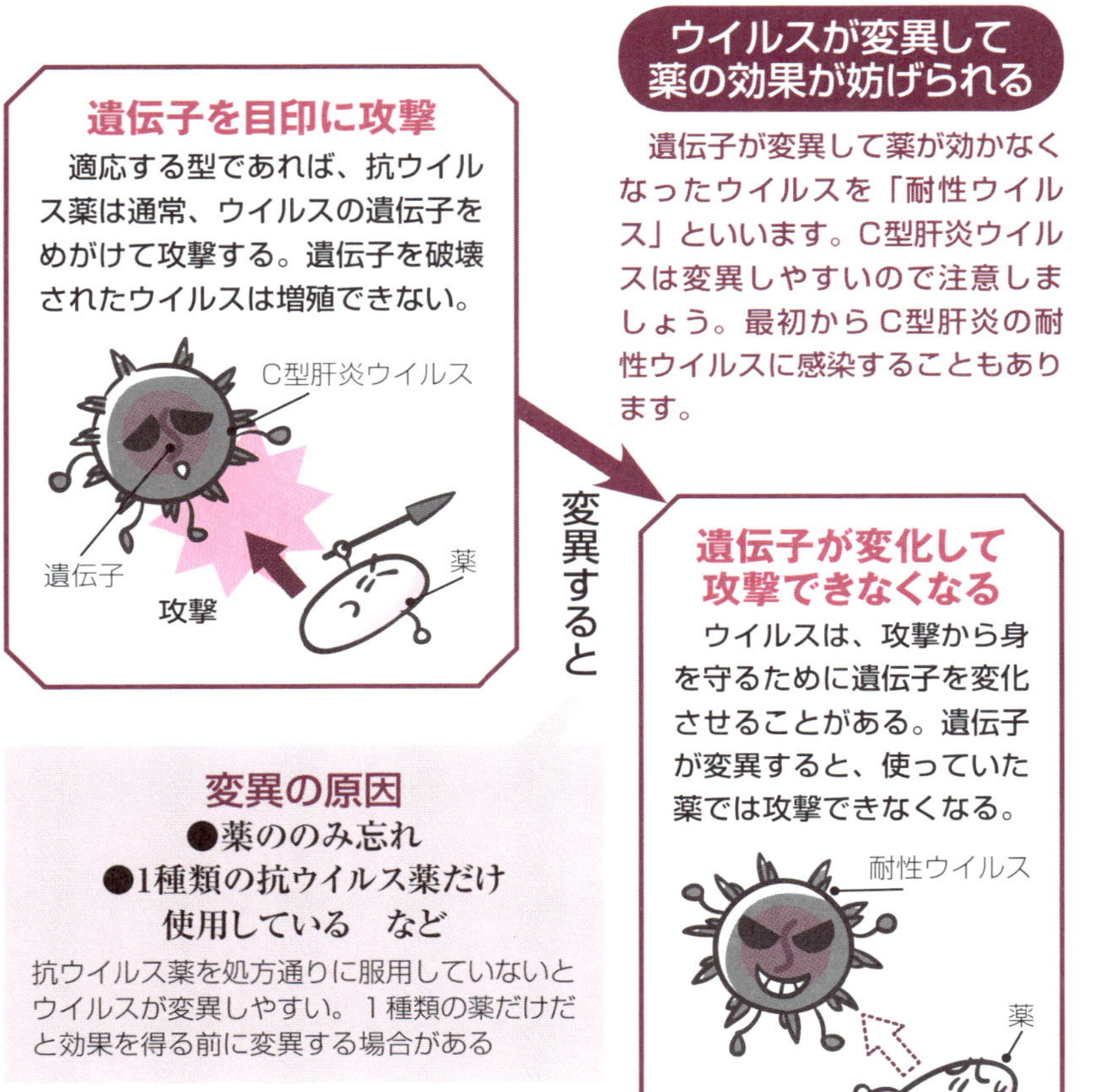

ウイルスが変異して
薬の効果が妨げられる
遺伝子が変異して薬が効かなくなったウイルスを「耐性ウイルス」といいます。C型肝炎ウイルスは変異しやすいので注意しましょう。最初からC型肝炎の耐性ウイルスに感染することもあります。
遺伝子を目印に攻撃
適応する型であれば、抗ウイルス薬は通常、ウイルスの遺伝子をめがけて攻撃する。遺伝子を破壊されたウイルスは増殖できない。
C型肝炎ウイルス
遺伝子
攻撃
薬
変異すると
遺伝子が変化して
攻撃できなくなる
ウイルスは、攻撃から身を守るために遺伝子を変化させることがある。遺伝子が変異すると、使っていた薬では攻撃できなくなる。
耐性ウイルス
薬
攻撃できない
変異の原因
●薬ののみ忘れ
●1種類の抗ウイルス薬だけ使用している　など
抗ウイルス薬を処方通りに服用していないとウイルスが変異しやすい。１種類の薬だけだと効果を得る前に変異する場合がある

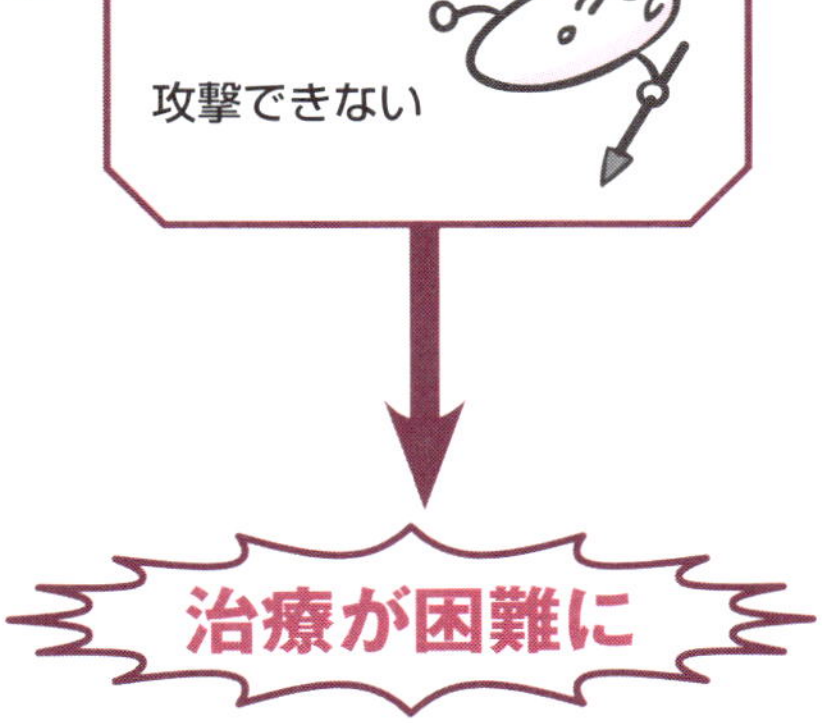

治療が困難に

耐性ウイルスがいると治療が難しくなる

手軽で治療効果の高いのみ薬ですが、最大の問題は、耐性ウイルスです。

治療前に耐性ウイルスをもっている場合は、最初から十分な効果は得られません。治療前に耐性ウ

変異させないよう確実に攻撃する

ウイルスのタイプや耐性ウイルスの有無で、治療方法が変わります。事前の検査で効果的な治療方法を選択します。治療中の変異を防ぐため、薬は決められた使い方を守りましょう。

治療前にウイルスのタイプを調べる

ウイルスのタイプは血液検査でわかる。なお、耐性ウイルスを調べる血液検査を受ける場合は保険適用外なので、医療機関に相談を

ウイルスに効きやすい薬がわかる

ウイルスのタイプがわかると、効果の高い薬を特定しやすい。耐性ウイルスには、インターフェロンの注射が有効なこともある

のみ忘れないように工夫

治療を確実におこなうため、医師に指示された通りの用法を守る。うっかりのみ忘れないように、予防策を考えておこう

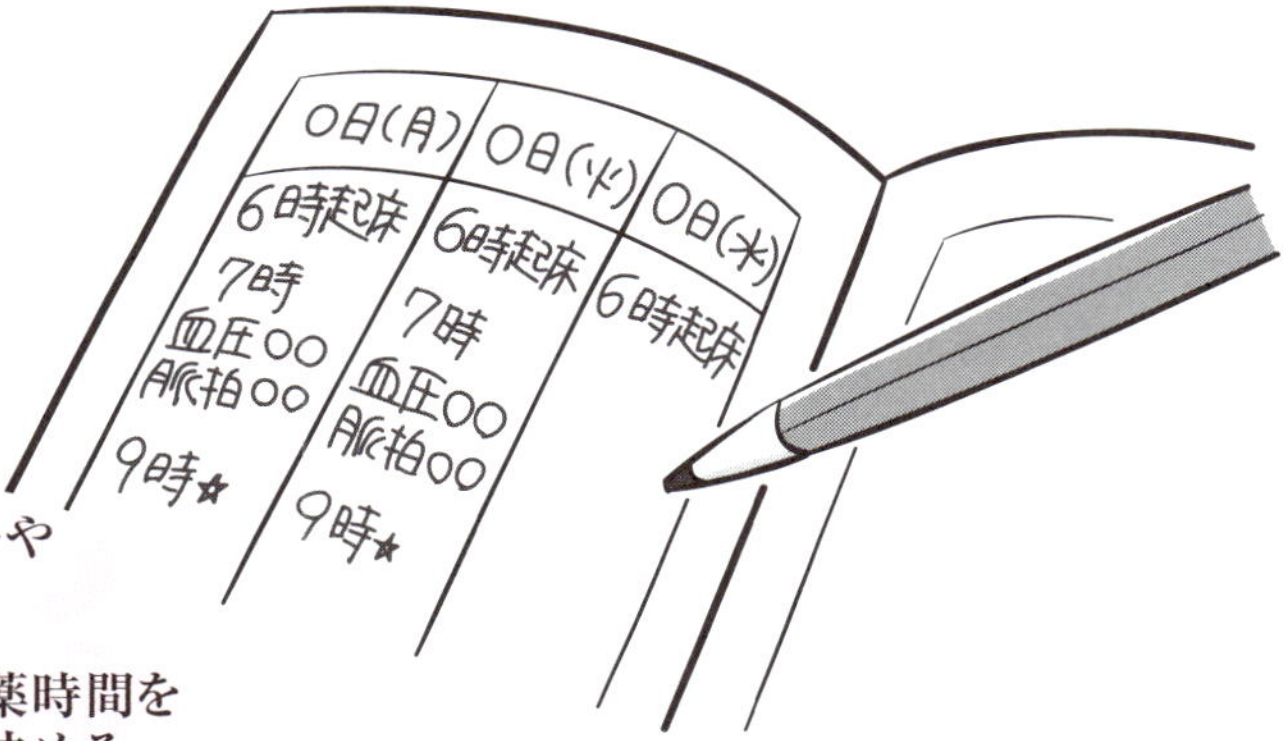

服薬カレンダーや手帳を使う

服薬時間を決める

目に付くところに置いておく

など

手帳やカレンダーで管理するほか、最近では服薬を管理できるスマホアプリもある。自分に適した方法を見つけよう

イルスの有無を調べる必要があります。治療を始めてからうまくいかなくなった場合、使用した薬に対する耐性ウイルスが現れている場合があります。

いずれの場合も、使える薬が制限されたり、使えなくなったりするので、インターフェロンによる治療などに変更されることがあります。治療前に十分な検査をして、処方された薬ののみ方を守ることがとても重要です。

もしものみ忘れたら

- 二回分を一度にのまない
- 対処法をあらかじめ聞いておき、その通りにする

薬をのみ忘れたとき、次に二回分のもうとか、一回くらいならのまなくてもいいや、などの自己判断はやめてください。

薬を服用すべき間隔が決まっていたり、食後にのむべき薬もあります。のみ忘れたときのことを、事前に医師と相談しておき、その通りにしましょう。

注射薬＋のみ薬

一〜二種類ののみ薬と週一回の注射を併用

効き目の長い注射薬が登場し、一〜二種類ののみ薬と組み合わせてより効果的な治療ができます。現在はウイルスのタイプが2型の人やがんのリスクが高い人が受ける治療法です。

免疫を強めてウイルスを排除する

インターフェロンは、もともと体内にあってウイルスに直接作用するほか、免疫の働きを助けます。体外から注射で補うことで、免疫の働きを高めてウイルスを攻撃します。

インターフェロンの注射とのみ薬2種類は、免疫を高める役とウイルスを攻撃する役に分かれる。お互いに効果を強める作用もある

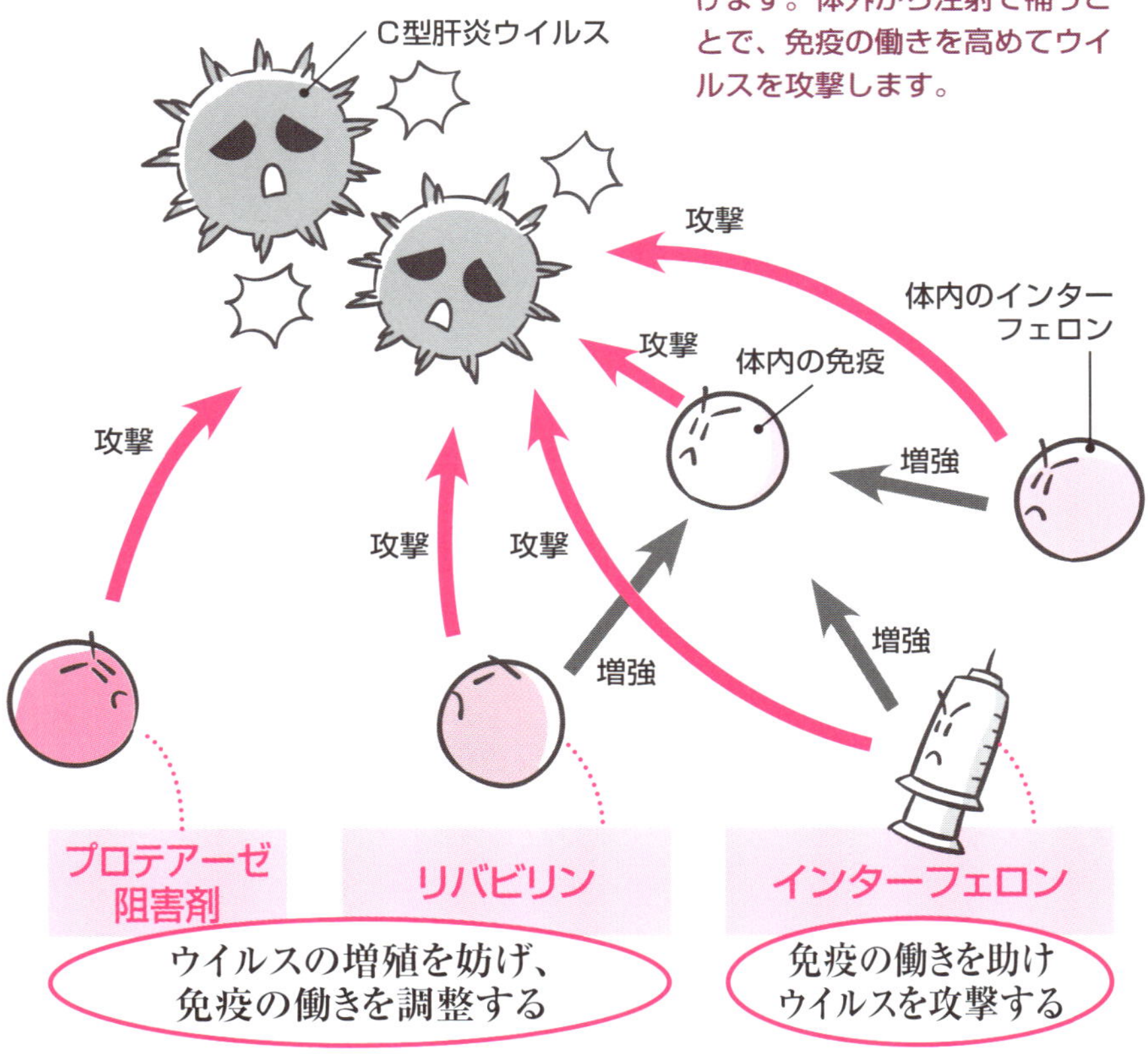
C型肝炎ウイルス
攻撃
攻撃
体内のインターフェロン
体内の免疫
攻撃
増強
攻撃
攻撃
増強
増強
プロテアーゼ阻害剤
リバビリン
インターフェロン
ウイルスの増殖を妨げ、免疫の働きを調整する
免疫の働きを助けウイルスを攻撃する

抗ウイルス薬の1つで、治療の期間前半に使う。1日1〜2回服用する（34ページ参照）。2型は使わないこともある。

抗ウイルス薬の一種。インターフェロンと併用することで、免疫を高める効果がさらに強くなる。1日2回服用する。

現在は、主に効果の持続時間が長い「ペグインターフェロン」が使われる。かつてはほぼ毎日必要だった注射も、週1回で十分になった。

↓ ↓

→ **複数の薬を併用する**

ウイルスのタイプが2型の人かがんのリスクが高い人が受ける

現在、C型肝炎は抗ウイルス薬ののみ薬を使う治療法が主流ですが、インターフェロンの注射薬はのみ薬と併用して治療をおこなうこともあります。

ウイルスのタイプが2型の人にはよく効きます。耐性ウイルスがいて、のみ薬だけの治療が受けられない人には必要な治療法です。

肝がんが発生しやすい人（三二ページ参照）や、発生したことのある人が受けることもあります。のみ薬は新しいので発がんを抑える効果の有無は不明ですが、インターフェロンは効果があることがわかっているからです。

副作用の対処例

●発熱、頭痛、関節痛など
→解熱鎮痛薬を使う

●発疹《ほつしん》、かゆみ
→抗アレルギー薬を使う

●うつ症状の発現、糖尿病の悪化
→症状によっては治療を中止

▼治療の進め方

週1回の注射とのみ薬の治療を24週間続ける。そのあいだ、定期的に血液検査で効果をチェックする。

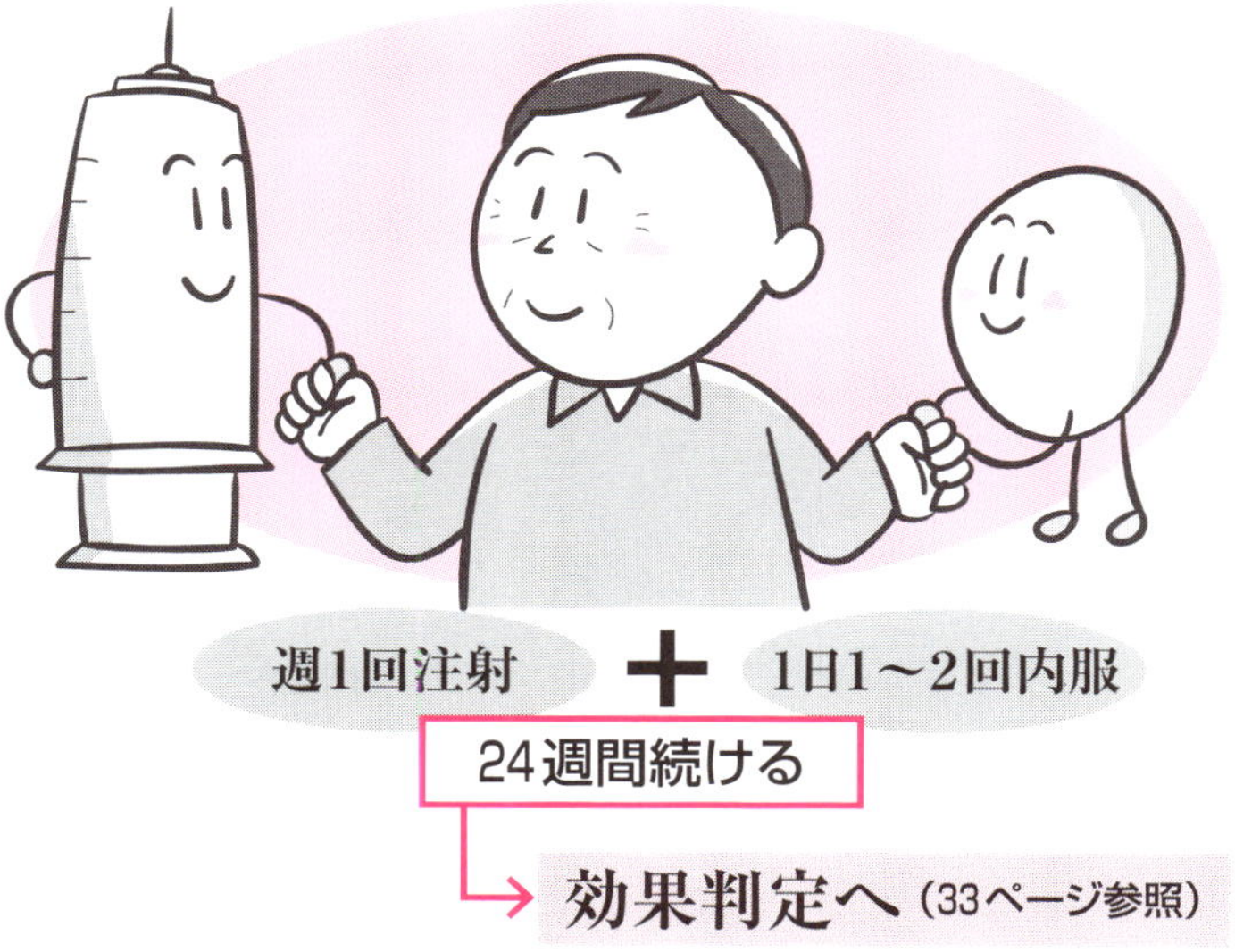
週1回注射
＋
1日1～2回内服
24週間続ける
効果判定へ（33ページ参照）

▼副作用が現れたら

インターフェロンを使うと、ほとんどの人にインフルエンザのような症状が出る。うつ症状も出るため、うつ病の経験がある人、発症している人には使用できない。

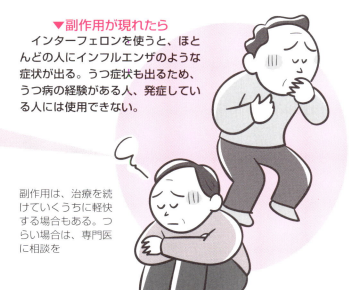

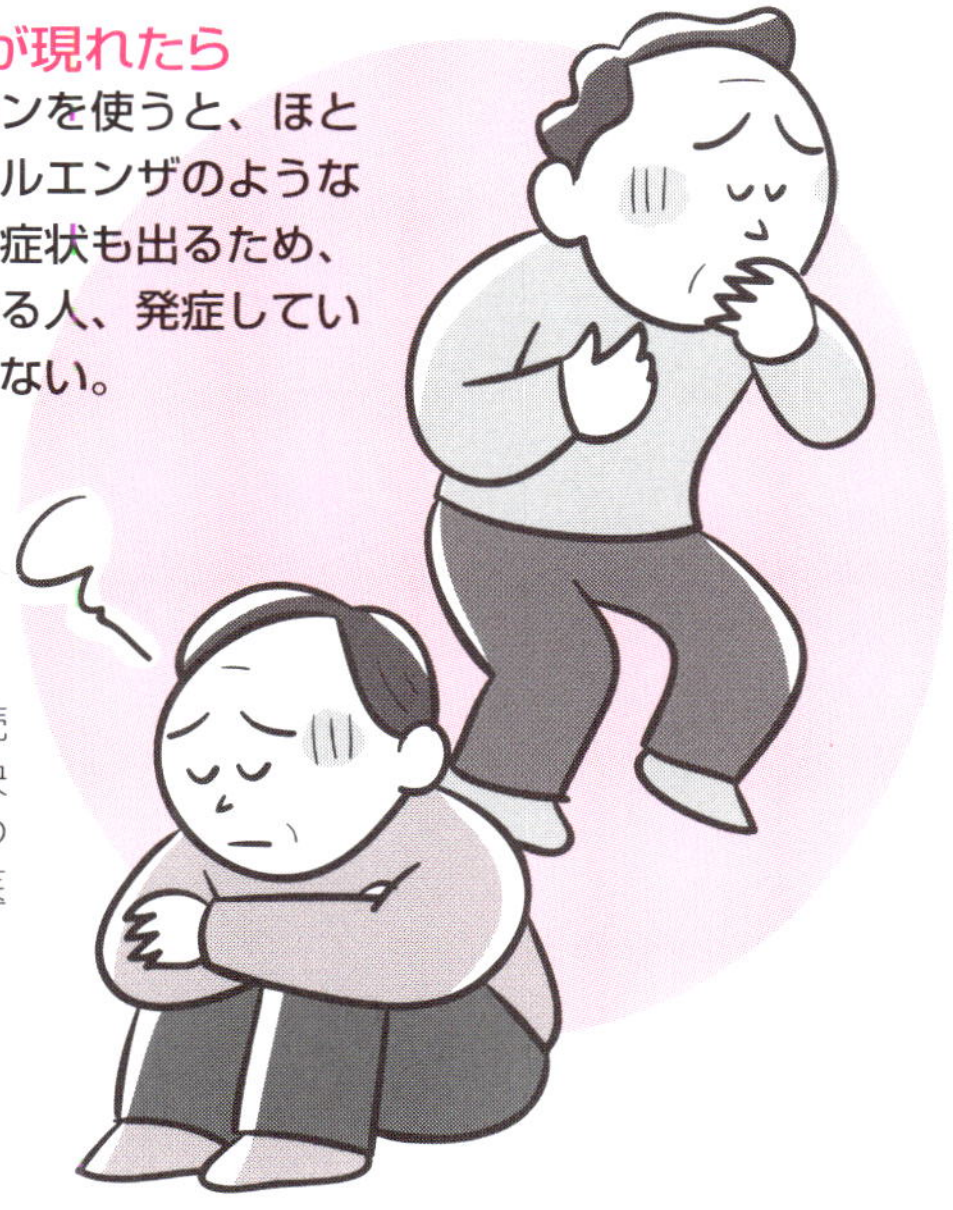

副作用は、治療を続けていくうちに軽快する場合もある。つらい場合は、専門医に相談を

治療中の生活

生活習慣病を改善して禁酒・禁煙する

薬で治るから、ほかはなにもしなくていいというわけではありません。治療の効果を上げるために、肝臓をいたわる生活をしましょう。禁酒、禁煙は大前提です。

治療中は特に肝臓をいたわって

薬がウイルスを攻撃しているあいだ、肝臓自身の抵抗力を守りましょう。日常生活のなかで、肝炎を進行させたり肝機能が低下したりする要因をなるべく減らしましょう。

生活習慣病

脂肪肝や糖尿病を治療する

生活習慣病を合併すると、肝炎の進行が速まって肝機能が低下する。ともに改善に努める必要がある

（18ページ参照）

お酒

少なくとも治療中は禁酒が鉄則

飲酒は肝臓に負担がかかるので、治療中は禁酒が鉄則となる。ウイルスが消えて肝炎が改善されたら、医師の許可があれば１週間に２日、日本酒にして１日１合以内であれば、飲むことができる

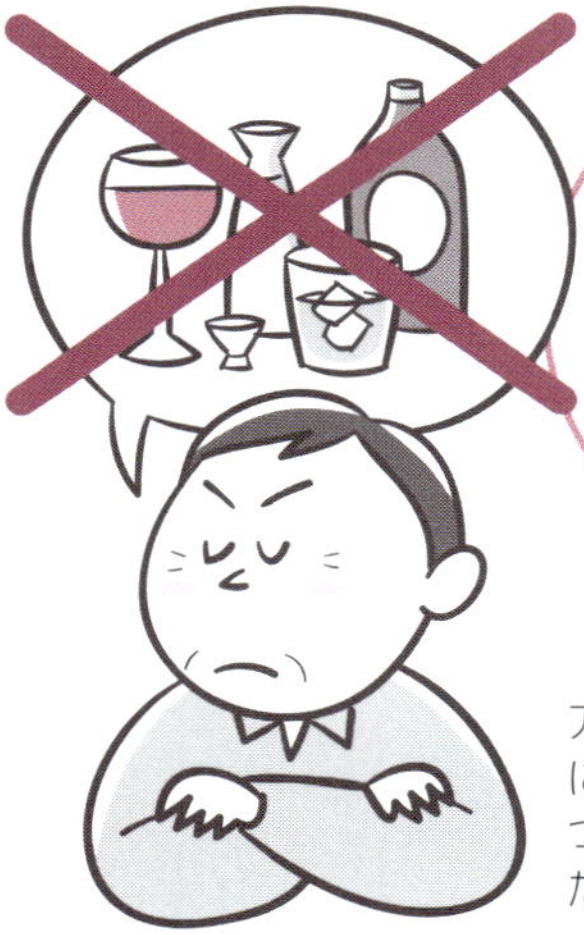

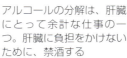

アルコールの分解は、肝臓にとって余計な仕事の一つ。肝臓に負担をかけないために、禁酒する

治療の効果を最大限に引き出す生活を

薬をのむだけで治療ができると安心して、なにも考えずに毎日を送ってはいけません。

肝炎を発症しているのですから、肝機能は低下しています。自分の病気に対する自覚をもって、できるだけ肝臓に負担のかからない生活を心がけましょう。

薬や食事の管理など、家族のサポートを頼みましょう。必要があれば、仕事量の調節など職場の人にも協力してもらいます（九四ページ参照）。

治療自体は手軽になりましたが、肝臓には相応の負担がかかっています。効果を高めるためにも肝臓をいたわる生活をしましょう。

妊娠や授乳は医師に相談を

インターフェロンと併用するリバビリンや、のみ薬のダクラタスビルの使用中は、胎児に異常が出るおそれがある。妊娠や授乳に関しては専門医に相談を。

健康食品やサプリメント

治療中は使わない

肝臓にいいと思っても、健康食品やサプリメントを使うことは避ける。のみ合わせが悪くて薬の効果を弱めることもある

たばこ

治療中もあとも禁煙

肝臓に直接的な影響はないものの、肝がんになる可能性が指摘されている。治療中はもちろん、治療後も禁煙が望ましい

食事

エネルギーは適量にする

一度にたくさん食べると肝臓に負担がかかる。また、余分な栄養は肝臓に脂肪となって付着する。栄養バランスを考えて、適量とるようにする（18ページ参照）

鉄分の摂取を控える

C 型肝炎の肝臓は、鉄分をためやすくなっている。鉄分が多いと、炎症が悪化しやすくなる。1 日の摂取量を 6 ～ 7mg 程度にする。治療後は、気にせず食べることができる

OK

牛乳、乳製品、白身魚、色の薄い野菜（キャベツ、レタス、キュウリ、ダイコンなど）、卵白など

たんぱく質は白身魚や乳製品からとろう。食物繊維やミネラルは、色の薄い野菜からとれる

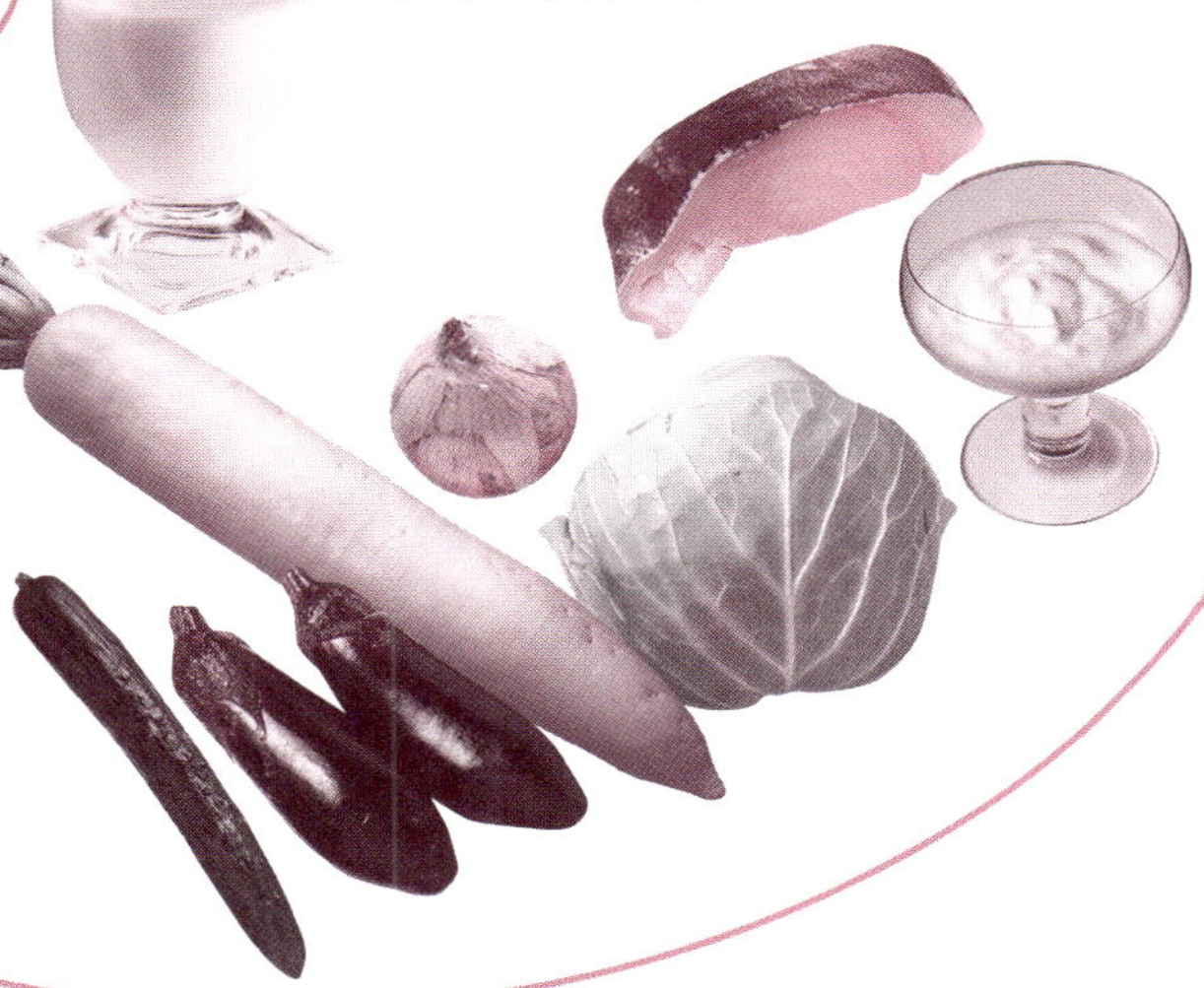

× NG

シジミなどの貝類、レバーや牛肉などの赤身肉、マグロなどの赤身の魚、鉄分を多く含む野菜（ほうれん草など）など

治ったあとは

発がんの危険は残るため定期的な受診を

治療の効果でウイルスがなくなると、肝炎は完治します。ただし、すでに生じている線維化など肝臓へのダメージは残ります。発がんの危険があるので、定期的に検査を受けましょう。

治療成功

血液検査でウイルスの存在を感知できなくなれば、治療は成功したとみなされる。以後の治療は不要になる。

治療後も感染と肝がんを予防

肝炎が治ると肝臓組織が柔らかくなり、肝がんの危険は低くなります。ただし、完全にゼロにはなりません。肝がんとほかのウイルスへの感染の予防のため、肝臓をいたわる生活を続けましょう。

傷ついた肝臓

ウイルスがなくなると炎症が治まる。線維化した部分も少し改善する

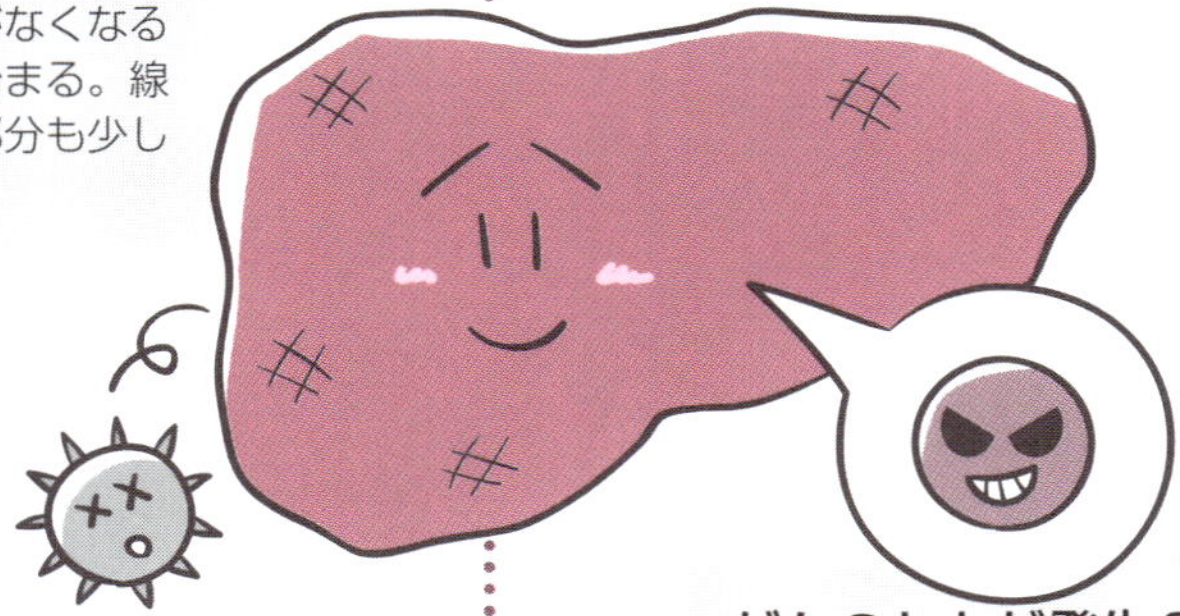

ウイルスは消失

抗ウイルス薬での治療が成功すれば、ウイルスは消失する

がんのもとが発生？

肝炎を発症すると、肝臓の修復機能が働いても〝傷あと〟が残る。これが肝がんのもとになりやすい

最終目標の「肝がんの防止」を達成するために

のみ薬だけの治療は、最近登場した新しい方法です。肝炎が完治したあと、長期にわたって肝がんの発生を防ぐかどうかは不明です。ウイルスがなくなったからといって、安心はできません。

肝がんの発生を抑えるとされているインターフェロンの治療でも、一〇年後に数%程度、発がんの可能性があることがわかっています。

いずれの場合も、肝炎が治ったあとも肝がんが発生しないように、定期的に検査を受けるなどして、気をつけて生活しましょう。

まだ治療していない人は、一刻も早く専門医を受診してください。治療法は日々進歩しています。

感染予防

治療が終了しても、家族や周囲の人に感染させていたり、B型肝炎などほかのウイルスには再び感染する可能性がある。感染予防に努めよう。

再感染と他人への感染を防ぐ

ほかのウイルスへの再感染に注意する。気づかずにパートナーや家族にC型肝炎を感染させているかもしれないので、血液検査を勧めることも大切

■感染予防法は62ページ参照

献血はしない

肝炎にかかったことのある人は、安全のため献血はおこなわない。微量のウイルスが残っている可能性が否定できない

がんの早期発見

治療が終わっても、定期的にがん検診を受ける。半年に１回くらい専門医の検査を受けるようにする。

血液検査

腫瘍マーカー検査をする。がんの有無が血液中の物質で判断できる（25ページ参照）

画像検査

腫瘍マーカー検査でがんが疑われる場合、それが確かに肝がんであることを確認するために画像検査を受ける（26ページ参照）。専門医による検査が望ましい

▼治ったあともリスクが高い人

❖線維化が進行

F2以上

肝臓の線維化が中等度以上に進行している場合、がんが起こりやすい。

❖血小板が少ない

15万/μℓ未満

血小板の数は、線維化のバロメーター。少ないときは線維化が進んでいることを示し、発がんしやすくなる。

❖男性

女性に比べて、圧倒的に男性のがん発生率が高い。女性も高齢になれば発がんの危険が高まる。

❖高齢

66歳以上

高齢になるほど、がんの発生率が高まる。肝がんは特に66歳以上の人に発がんが多い。

❖生活習慣病

糖尿病、脂肪肝

糖尿病や脂肪肝は、肝臓の負担になり、肝機能を低下させ、がん化しやすくする。

❖飲酒

飲酒は肝臓の負担。お酒を毎日１合以上飲む場合は、発がん率が高まる。

COLUMN

肝臓を守り肝機能の低下を防ぐ治療法もある

炎症を抑え、肝機能の低下を防ぐことが目的

肝炎の治療は、インターフェロン治療が使われるようになるまで、肝庇護《かんひご》療法がおこなわれていました。

肝庇護療法は、肝がんの発生を防ぐために肝機能を安定させる方法です。ウイルスをなくすことはできませんが、ウイルス感染による炎症を緩和します。

現在では、のみ薬やインターフェロンでの治療がうまくいかなかった場合、次の治療までのあいだにおこなわれます。

■使われる主な薬

▼グリチルリチン製剤……生薬で知られている甘草から抽出したグリチルリチンを中心とした注射薬。肝臓の細胞膜を強化し、ＡＬＴ値を改善します。

▼ウルソデオキシコール酸……胆汁酸の成分の一つを化学的に合成したのみ薬。肝臓の血流を増加させて肝細胞を守ります。

肝炎は治癒しないが肝がんの発生を減らせる

使用する薬は、昔から使われて信頼性が高く、インターフェロンよりはるかに副作用が軽いものです。体への負担が小さく、安価でもあるので、長期間治療することができます。

肝庇護療法は、肝炎を完治させることはできないのですが、B型・C型にかかわらず炎症を抑えます。肝機能をできるだけ正常に近づけることで、肝がんの発生リスクを減らすことができます。

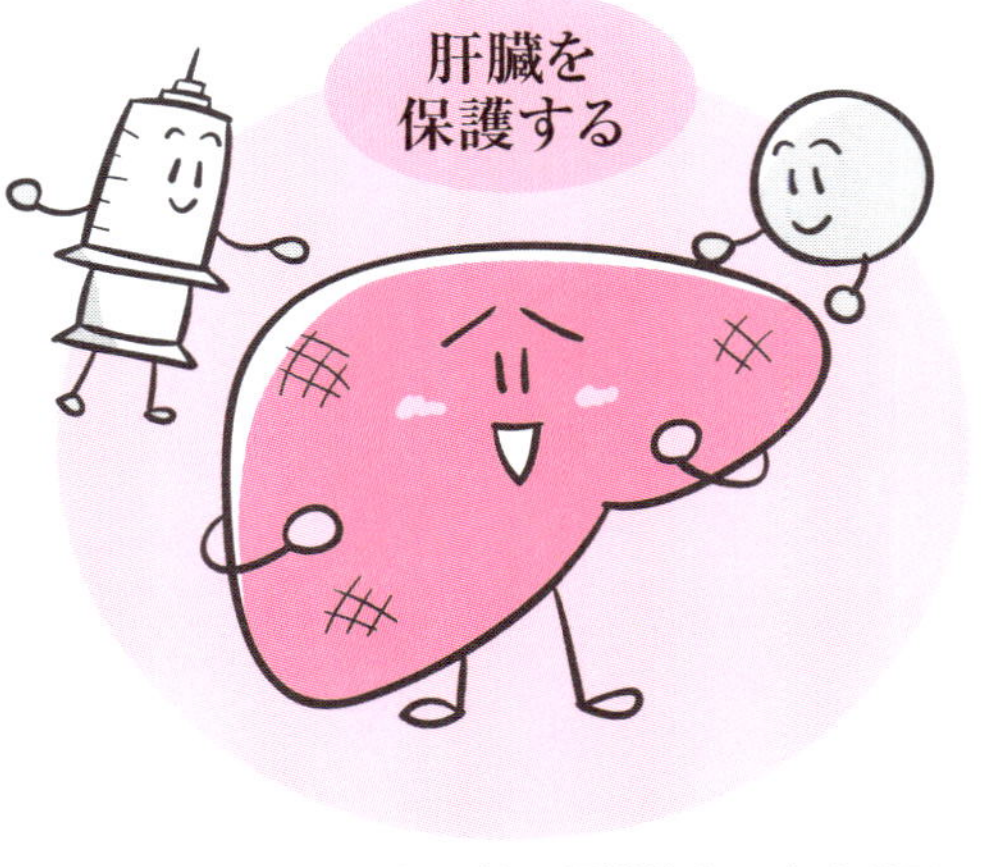

これらの薬で肝機能を回復させる。肝機能を維持することで、発がん率が低下することがわかっている

3

B型肝炎——最適な治療で病気の進行を止める

B 型肝炎は、感染力が非常に高く、
慢性肝炎になると治療が長い期間必要になります。
最適な治療を受けるには、専門医とかかりつけ医の使い分けが重要です。
治療が長くなったときの注意点や、
B 型肝炎と付き合うコツを知っておきましょう。

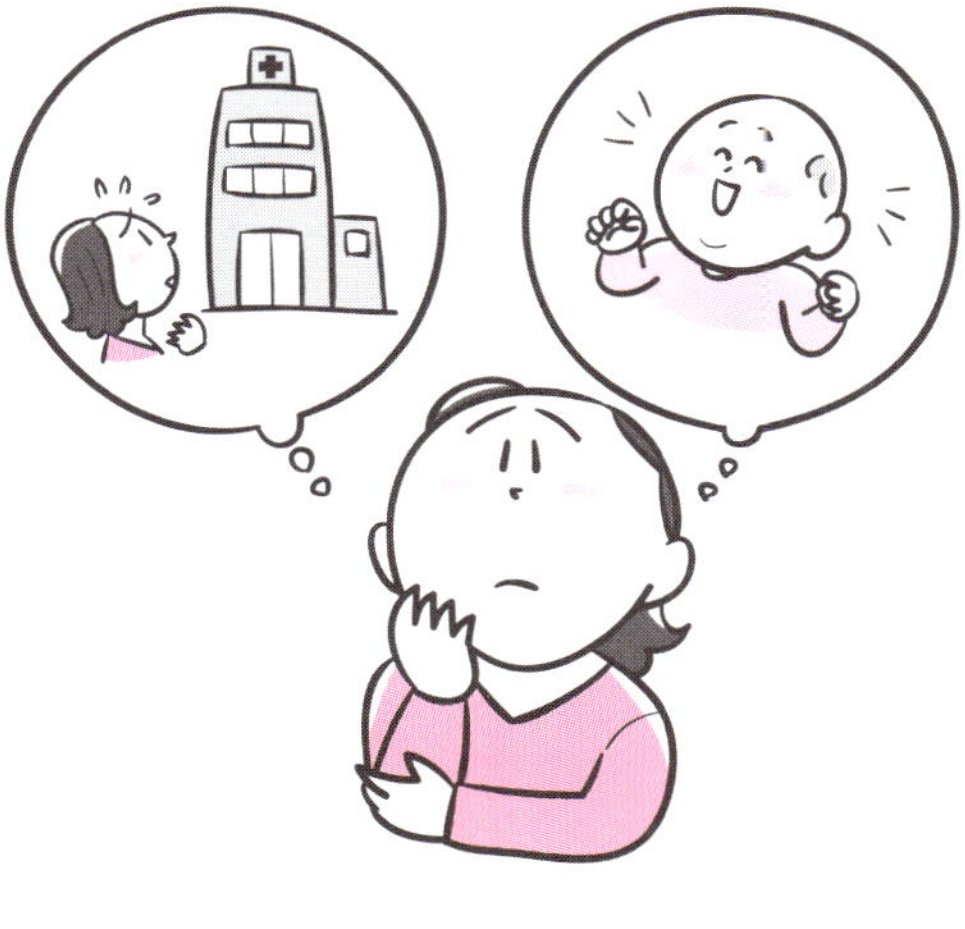

病気の特徴は?

症状がなくてもウイルスに感染していることがある

B型肝炎ウイルスは、患者さんの血液や体液にいて、それに接触することで感染します。ウイルスに感染しても、肝炎の症状が起こらないことがあります。

B型は特に感染力が強くしぶとい

B型肝炎は、主に血液を介して感染します。母子感染と成人してからの感染があります。B型は特に感染力が強く、ウイルスを消失させることが難しい肝炎です。

母子感染（垂直感染）

妊娠中や出産時の出血で感染

母親の血液から感染する。感染した赤ちゃんは、肝炎を発症せずそのまま「無症候性キャリア」になる。B型は1986 年以降、母子感染防止の対策がとられている（63 ページ参照）。

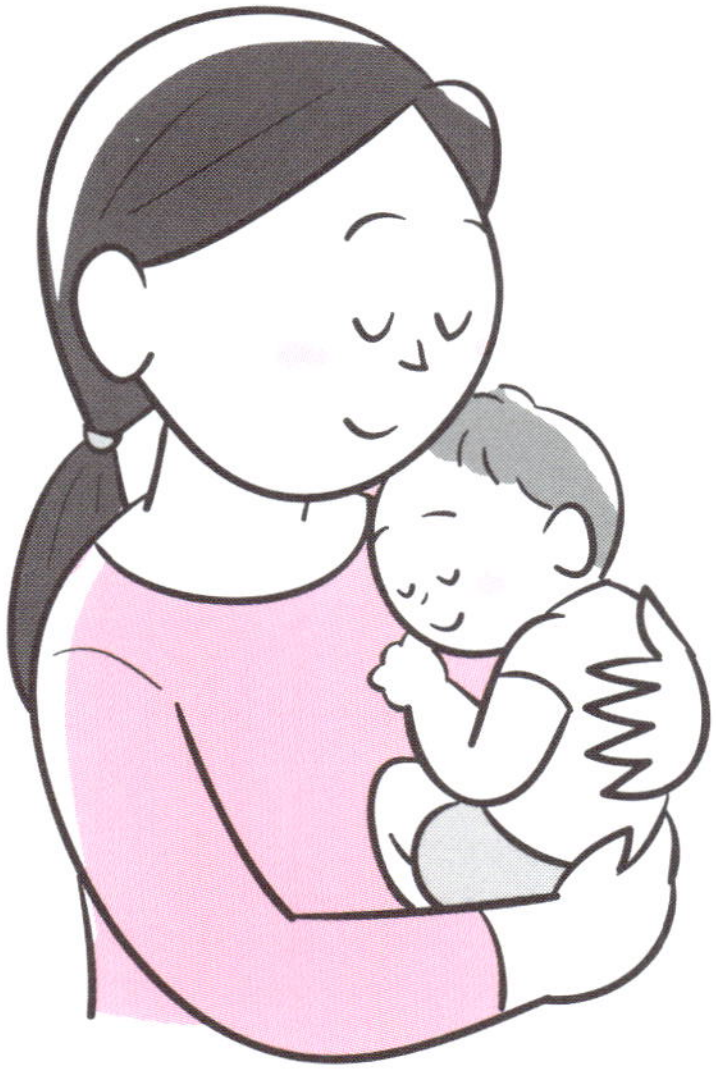

1988 年に集団予防接種の注射器の使い回しが禁じられた。以降に生まれた人には無症候性キャリア（50 ページ参照）はほとんどいない

それ以外の感染（水平感染）

- 性交渉
- 不衛生な状態でのピアスの穴あけ、注射、入れ墨
- カミソリや歯ブラシの共有

思春期以降、感染者の血液に接触して感染することがある。過去の集団予防接種で、注射器の使い回しによって感染した人もいる。母子感染の垂直感染に対して、水平感染ともいう。

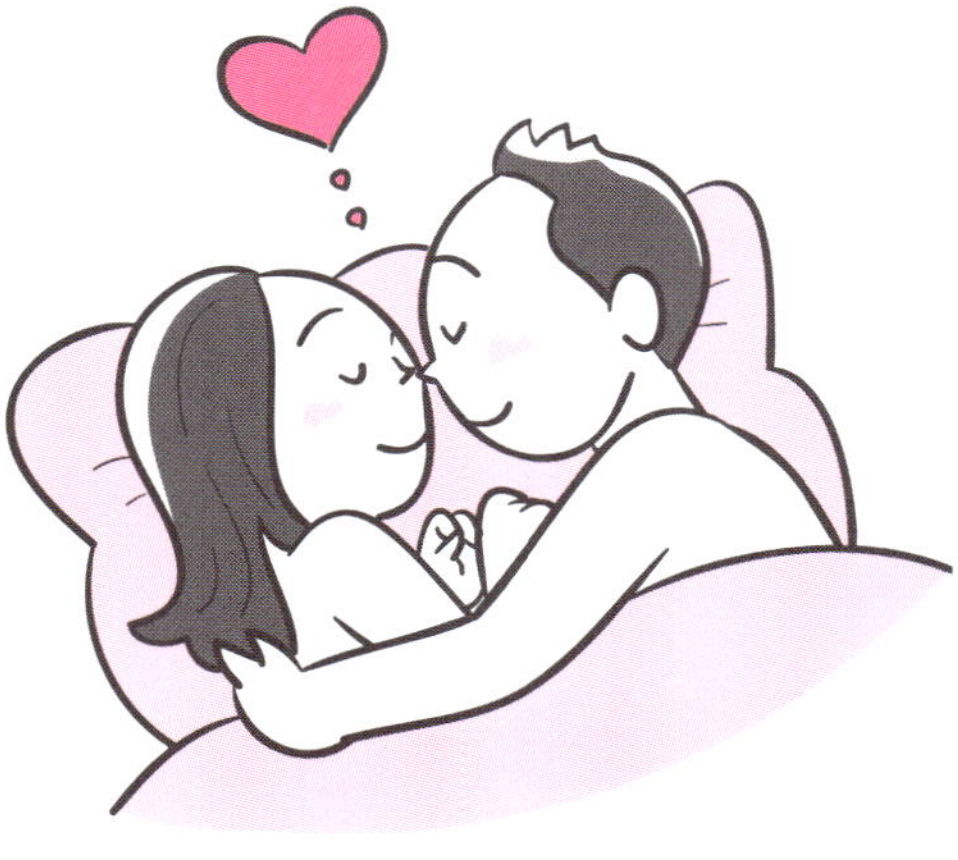

近年増加しているのが、性交渉による成人での感染。ウイルスをもつ人と性交渉をおこなうと感染する

B型肝炎は免疫細胞が働くことで起こる

ウイルスに感染すると、通常は炎症が起こります。しかしB型肝炎ウイルスは、肝細胞に入りこんで増えても、免疫細胞が働かないことがあり、その場合は炎症が起こりません。免疫細胞が働いてウイルスごと肝臓を攻撃することで、炎症が起こるのです。

患者さんの多くは中高年。感染に気づかない人もいる

B型肝炎ウイルスは、患者さんの血液や体液を介して広がります。患者さんの多くは母子感染です。集団予防接種で、注射器を使い回していたことが原因で感染した人もいます。患者さんは、中高年の人が多いことがわかっています。

思春期以降の感染は、急性肝炎を起こし、ほとんどの場合は自然治癒します。症状が現れなかったりかぜと間違ったりして、感染に気づかない人も少なくありません。

一方で、慢性化しやすいタイプもあります。性交渉が原因で、若い人が感染するケースが増え、性感染症として広まりつつあります。

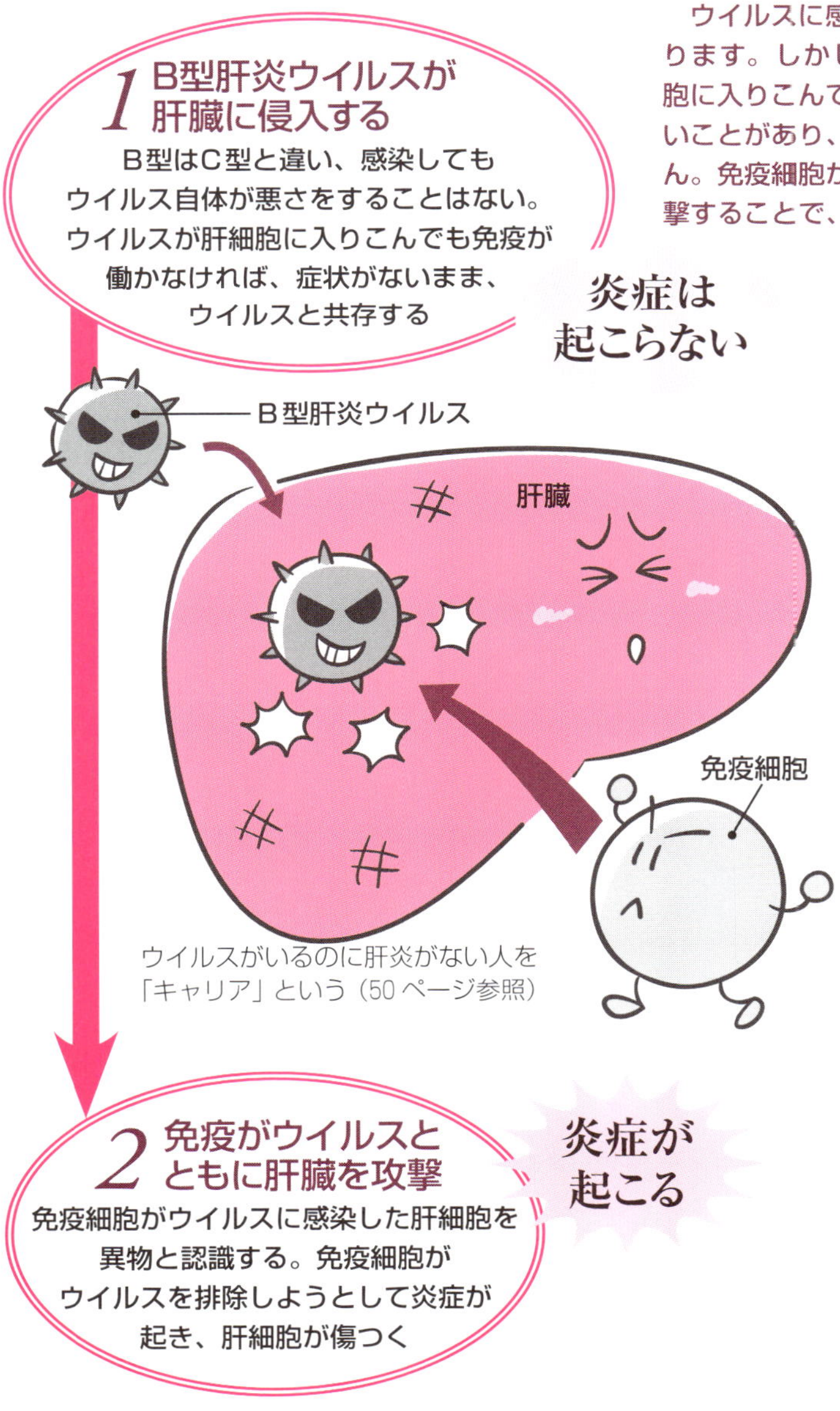
1 B型肝炎ウイルスが肝臓に侵入する
B型はC型と違い、感染してもウイルス自体が悪さをすることはない。ウイルスが肝細胞に入りこんでも免疫が働かなければ、症状がないまま、ウイルスと共存する
炎症は起こらない
B型肝炎ウイルス
肝臓
免疫細胞
ウイルスがいるのに肝炎がない人を「キャリア」という（50ページ参照）
2 免疫がウイルスとともに肝臓を攻撃
免疫細胞がウイルスに感染した肝細胞を異物と認識する。免疫細胞がウイルスを排除しようとして炎症が起き、肝細胞が傷つく
炎症が起こる

経過と治療の目標

ウイルスの活動を抑えて炎症を治める

B型肝炎に感染したあとの、進行のしかたや適切な対応は、人によって異なります。治療によってウイルスを排除するのは難しく、「肝がんを防ぐこと」が最終的な目標です。

B型肝炎は感染後に複雑に進行する

感染後の経過は、人それぞれです。母子感染はすぐ症状が出ないので、経過観察をします。ウイルスが体内にいても炎症を起こさない「キャリア」になる人もいます。

乳児期に感染
（3歳くらいまで）

母子感染と水平感染がある

無症候性キャリア

肝炎がなくウイルスと共存した状態

乳児期の免疫は未熟で、ウイルスを攻撃しない。肝炎を発症せず、キャリアとなる。免疫が発達すると、多くは思春期から30代に肝炎を発症する。一生無症候性キャリアの人もいる。

思春期以降に感染

水平感染のみ

ウイルスに感染しても、免疫の働きで炎症を起こすことなく、ウイルスを排除する（不《ふ》顕《けん》性《せい》感染）

急性肝炎

かぜのような症状が出る

急に強い肝炎が起こり、かぜのような症状が出る。免疫がウイルスを感染した肝細胞ごと排除するので、ほとんど慢性化しない。

1%

劇症肝炎

免疫が強く働いて、一気に多くの肝細胞を壊す。命にかかわるため、迅速な治療が必要

数週間で急性肝炎の症状が治まる。ウイルスは排除され、自然治癒する

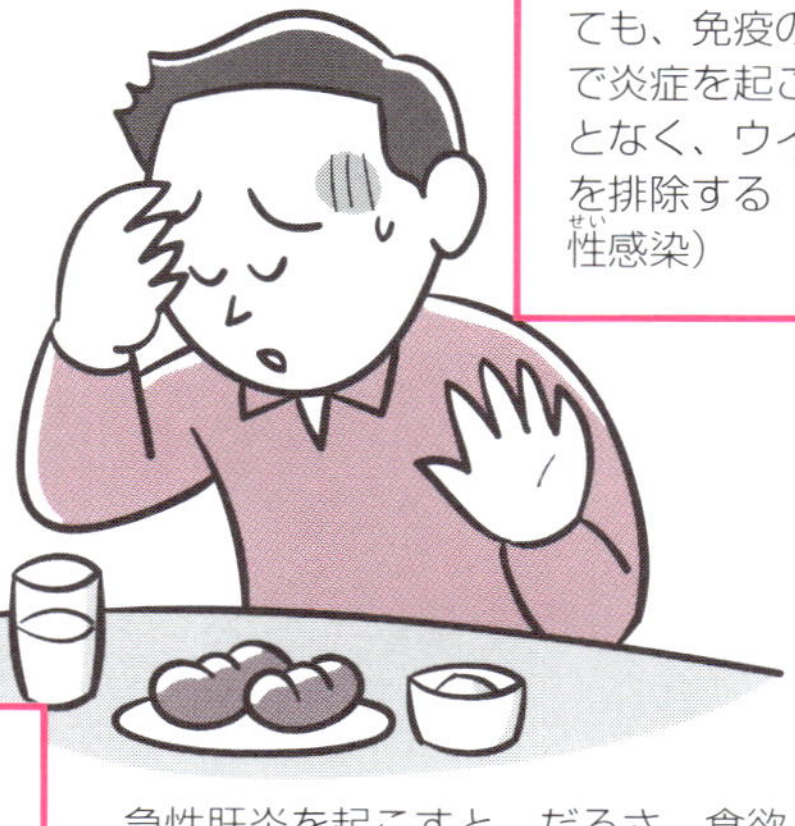

急性肝炎を起こすと、だるさ、食欲不振などのかぜのような症状のほか、黄疸《おうだん》が起こる人も半数程度いる

治療の目的
肝がんを防ぐ
１～３の目標を達成して肝炎や線維化の進行を抑えることで、肝がんの発生を抑えられる。

第1の目標
肝炎を抑える
治療の第一段階の目標は、ウイルスの活動を抑え、肝炎を抑えること。肝炎が治まれば、がんが発生する危険性が下がる。

第2の目標
非活動性キャリアになる
非活動性キャリアになれば、肝がんの危険性はかなり低くなる。以後は定期的に受診するだけでよい。

第3の目標
HBs抗原が消える
現在のところ、達成できる人は少ないが、HBs抗原が消えれば（陰性化）完治といえる。線維化が進んでいなければ、発がんの可能性はほとんどなくなる。

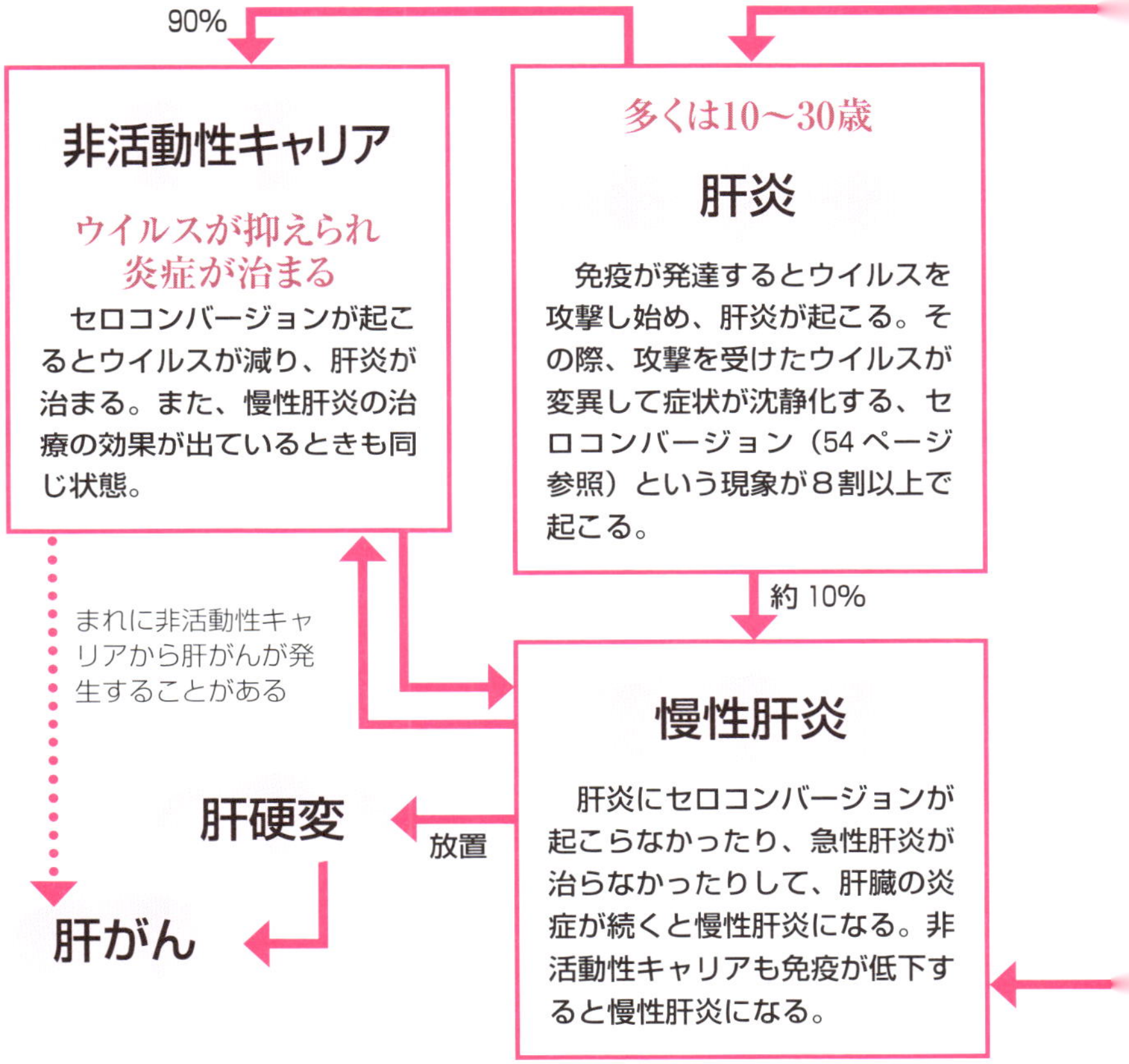
90%
非活動性キャリア
ウイルスが抑えられ炎症が治まる
セロコンバージョンが起こるとウイルスが減り、肝炎が治まる。また、慢性肝炎の治療の効果が出ているときも同じ状態。
多くは10～30歳
肝炎
免疫が発達するとウイルスを攻撃し始め、肝炎が起こる。その際、攻撃を受けたウイルスが変異して症状が沈静化する、セロコンバージョン（54ページ参照）という現象が8割以上で起こる。
約10%
まれに非活動性キャリアから肝がんが発生することがある
慢性肝炎
肝炎にセロコンバージョンが起こらなかったり、急性肝炎が治らなかったりして、肝臓の炎症が続くと慢性肝炎になる。非活動性キャリアも免疫が低下すると慢性肝炎になる。
放置
肝硬変
肝がん

ウイルスを完全に消失させるのは難しいのが現状

C型肝炎の治療は、新しい抗ウイルス薬の効果のおかげで、ウイルスを完全になくすことができるようになりました。

一方、B型肝炎は、ウイルスの活動を抑えたり少なくしたりすることはできますが、完全に消失させることは難しいのが現状です。ウイルスがいても、肝炎を抑えて肝硬変に進行させなければ、危険ではありません。

治療の目的は、肝がんを発生させないことです。そのために、ウイルスの活動を抑えて、肝炎を鎮めることが現時点での最初の目標です。

治療方針の選択

肝炎の状態と自分の生活に合わせて決める

B型肝炎ウイルスに感染していると診断されると、さらに治療が必要かどうかが診断されます。治療が必要な場合は、薬の特性とふだんの生活に合わせて、自分に最適な治療法を選びましょう。

治療が必要かは肝臓の状態で決まる

ウイルスの量が多い、肝機能が低下している、線維化が進んでいるなどのときは、治療が必要です。がんがみつかったら、がんの治療もおこなわれます。

治療が必要ない人

- 無症候性キャリア
- 非活動性キャリア
- 肝炎を発症して間もない人

→ 54 ページへ

線維化が進んでいなくて肝炎のない人や肝炎を発症したばかりの人は、治療はせず、定期的な受診だけでよい。

治療が必要な人

- 慢性肝炎の人

（ALTが31U/ℓ以上*、HBV-DNAが4.0logコピー/mℓ以上など）

→のみ薬は56ページへ。注射薬は60ページへ

- 肝硬変や肝がんのある人

→68、78ページへ

- 急性肝炎

→基本の治療は安静にすること

- 劇症肝炎

→核酸アナログを使うほか、肝機能低下を補う治療が必要。肝移植が必要なことも

慢性肝炎がある人や線維化が進んでいる人は、治療が必要。肝硬変や肝がんがある場合は、慢性肝炎とは違う治療が必要。

＊日本肝臓学会・編「B型肝炎治療ガイドライン（第2.2版）」より。ガイドラインと23ページの基準範囲は、単位が異なる

薬は特性が異なる。自分の生活や人生設計も検討

B型肝炎は、感染していても治療が必要ない人もいます（五四ページ参照）。まずは、専門医の元で検査を受けてウイルスや肝臓の状態を調べ、治療が必要かどうかを診断してもらいます。

治療が必要な場合、現在は主にのみ薬か注射薬を使う方法があります。のみ薬と注射薬は、それぞれに特性があります。最初の治療では、多くの場合、専門医に注射薬をすすめられます。

最適な治療方法は、患者さんの経過や生活スタイルによっても異なります。いずれにするかは専門医と相談して、自分に合ったものに決めましょう。

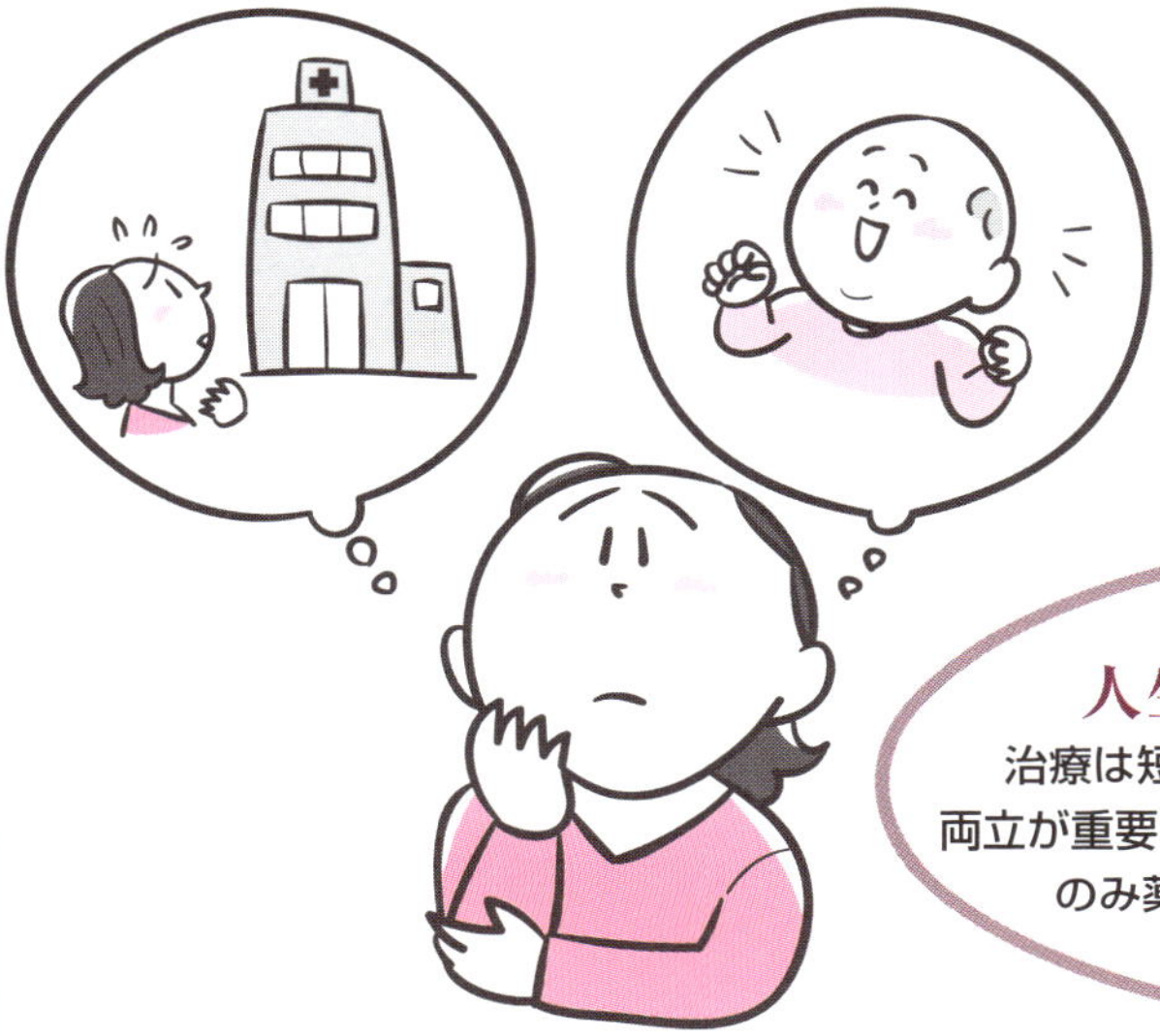

薬は2種類。治療期間や効果が異なる

慢性肝炎では、主にのみ薬か注射薬を使います。効果や治療期間が異なるので、特性を理解しておきましょう。治療は長くなるので、自分の生活や人生も考慮します。

生活スタイルや人生設計で優先する点を考える

治療は短くても 1 年以上かかるため、治療と生活の両立が重要。例えば仕事や学校で週 1 回通院できない人はのみ薬にしたり、近い将来子どもがほしい人は注射薬にしたりする

▼薬の特性 (2016年10月現在、日本肝臓学会・編「B型肝炎治療ガイドライン（第2.2版）」を元に作成)

薬の種類	注射薬（インターフェロン） →60ページ参照	のみ薬（核酸アナログ） →56ページ参照
治療期間	48週間（約1年）が基本	長期になることが多い
副作用	現れやすく、多彩（60ページ参照）	少ない（58ページ参照）
耐性ウイルスの出現	なし	まれ（59ページ参照）
妊娠中の使用	基本的にしない（妊娠希望者は、妊娠前に治療を受け、治療後に妊娠・出産。肝機能が悪いと治療することもある）	胎児に異常を起こす危険性が否定できない（一部、安全性が比較的高いものもある）
非代償性肝硬変*1への使用	なし	薬の副作用などに注意が必要
治療効果	・効果がある人は20〜40% ・治療後に効果が現れやすく、治療後も効果が持続しやすい ・セロコンバージョンとHBs抗原陰性化が起こりやすい	・効果がある人は約9割 ・治療中に効果が現れやすく、治療をやめると再燃*2しやすい ・ALT正常化とHBV-DNAの増殖抑制が起こりやすい

*1 67ページ参照　*2 57ページ参照

治療が必要ない人

肝炎や肝臓の状態によっては定期受診だけ

ウイルスに感染しても肝炎を発症しない人がいます。また、発症しても自然に沈静化する見こみがあれば治療の必要はありません。定期検診で経過を観察していきます。

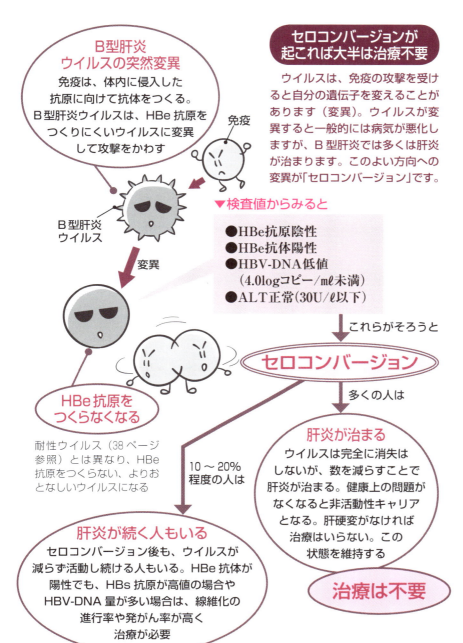

セロコンバージョンが起これば大半は治療不要

ウイルスは、免疫の攻撃を受けると自分の遺伝子を変えることがあります（変異）。ウイルスが変異すると一般的には病気が悪化しますが、B 型肝炎では多くは肝炎が治まります。このよい方向への変異が「セロコンバージョン」です。

B型肝炎ウイルスの突然変異

免疫は、体内に侵入した抗原に向けて抗体をつくる。B 型肝炎ウイルスは、HBe 抗原をつくりにくいウイルスに変異して攻撃をかわす

HBe 抗原をつくらなくなる

耐性ウイルス（38 ページ参照）とは異なり、HBe 抗原をつくらない、よりおとなしいウイルスになる

▼検査値からみると

- HBe抗原陰性
- HBe抗体陽性
- HBV-DNA低値（4.0logコピー/mℓ未満）
- ALT正常（30U/ℓ以下）

↓ これらがそろうと

セロコンバージョン

↓ 多くの人は

肝炎が治まる

ウイルスは完全に消失はしないが、数を減らすことで肝炎が治まる。健康上の問題がなくなると非活動性キャリアとなる。肝硬変がなければ治療はいらない。この状態を維持する

治療は不要

↓ 10 ～ 20% 程度の人は

肝炎が続く人もいる

セロコンバージョン後も、ウイルスが減らず活動し続ける人もいる。HBe 抗体が陽性でも、HBs 抗原が高値の場合や HBV-DNA 量が多い場合は、線維化の進行率や発がん率が高く治療が必要

定期的な受診のみでよい人がいる

ウイルスに感染している人のなかで、治療は受けずに定期的な受診で経過観察をするだけでよい人がいます。大きく分けて、発がん率の低い人と肝炎の自然治癒が見こまれる人です。

①発がん率の低い人

肝炎を発症しなければ問題ない。発症しても慢性化しなければ肝硬変や肝がんに進行しにくい。線維化の有無がポイント。薬を使わない状態で下記を満たすことが条件。

線維化がF1以下（28ページ参照）

＋

無症候性キャリア

①HBe抗原が陽性
②慢性肝炎がない
③ALTが正常
（30U/ℓ以下）

①～③をすべて満たす場合

免疫が未熟でウイルスを攻撃しないので、肝炎を発症しない人。思春期から30代で免疫が成熟したときに発症することが多い

非活動性キャリア

①HBe抗原が陰性
②ALTが正常
（30U/ℓ以下）
③HBV-DNAが4.0logコピー/mℓ未満

1年以上の検診と3回以上の血液検査で、①～③をすべて満たす場合

肝炎を発症したキャリアにセロコンバージョンが起こり、免疫がウイルスを攻撃しなくなった人。肝硬変がないことも条件

定期的な検査でOK

②肝炎の自然治癒が期待できる人

比較的若い35歳くらいまでの人は、治療しなくても自然にセロコンバージョンが起こることが期待できる。線維化は短期間にはあまり進まないので、1年程度治療を控えたほうが患者さんの利益になる。定期的に受診して体の状態を把握する。

①HBe抗原が陽性で慢性肝炎がない
②ALTの値が上昇していない
③線維化が進行していない
④劇症化のおそれがない

1年ほど経過をみる

治療の必要性は低いが定期的なチェックは必要

ウイルスをもちながらも、肝炎を発症しない人は治療の必要はありません。

母子感染などで乳幼児期からウイルスをもっている場合、免疫が未熟でウイルスを攻撃しないため、肝炎を発症しないのです。免疫がウイルスを攻撃するようになって肝炎が発症しても、「セロコンバージョン」が起こるとすぐに肝機能が落ちつきます。

ただ、ウイルスが消失したわけではないので、再燃（五七ページ参照）の危険性もあります。一方、セロコンバージョンが起きても、肝炎が治まらない人もいます。まれにがんが発生することもあるので定期的に検査を受けましょう。

のみ薬

ウイルスの増殖を抑える薬を規則正しくのむ

B型肝炎の治療が必要な場合、多くは核酸アナログというのみ薬を使います。ただし、のむのをやめると治療前の状態に戻るので、用法を守って継続しましょう。

手軽で効果は高いが、注意も必要

現在のB型肝炎の治療で受けている人が多いのは、のみ薬の「核酸アナログ」を使う方法です。手軽に治療を受けられ、使用した人の約九割に効果が現れます。注射薬が効かなかった人や中断した人にも有効です。

ただし、途中でのむのを止めると、多くの人はウイルスが増殖して肝炎が再燃し、著しく悪化する場合もあります。不規則にのむなど用法を守らないと、耐性ウイルス（三八ページ参照）が現れる危険もあります。

治療は長くなりますが、用法を守ってのみ続けましょう。

手軽で効果が高い。治療は長くなる

核酸アナログは、ウイルスが増えるしくみを直接妨害します。副作用はほとんどなく、多くの患者さんに効果があります。たびたび通院する必要がないので手軽ですが、10年以上のみ続ける必要があります。

■のみ薬の種類

核酸アナログの薬は４種類ある。現在は、効果が高く、耐性ウイルスが出現しにくいので、エンテカビルもしくはテノホビルを最初に使う。

- エンテカビル
- テノホビル
- ラミブジン
- アデホビル

毎日　１回１錠

薬によっては、指定された時間にのむ必要がある。エンテカビルは吸収がよくないため、食事の前後２時間は避けて空腹時にのむ。

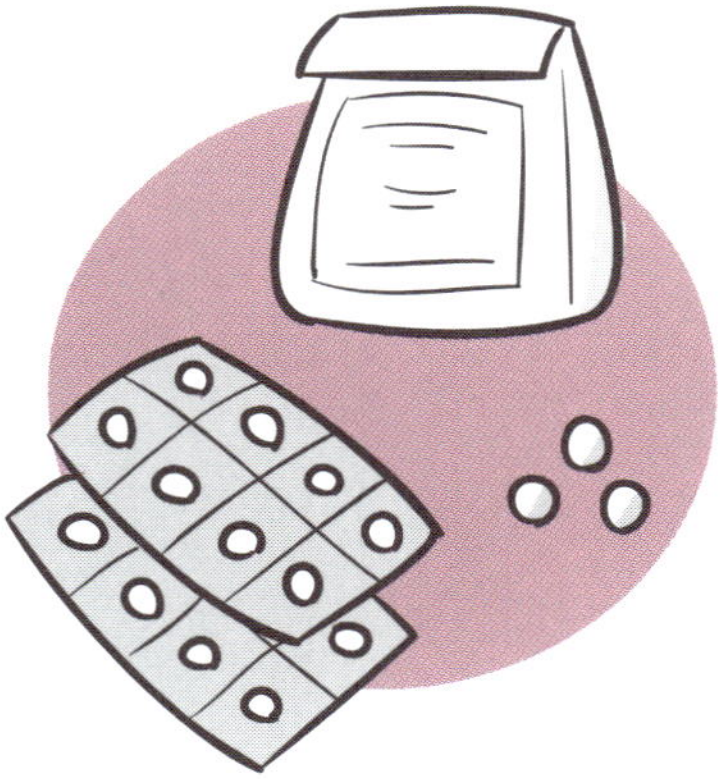

のみ薬の治療は簡便だが、のみ忘れが起こりやすい。対策を忘れずに（59ページ参照）

長所

- 通院の負担が軽い
- ほとんどの人（約9割）に効果がみられる
- 副作用があまりない

注射薬に比べて効果が早く現れ、特にALTを改善しHBV-DNA量を減らす効果が高い。注射薬が効かなかった人にも効果が現れることが多い。

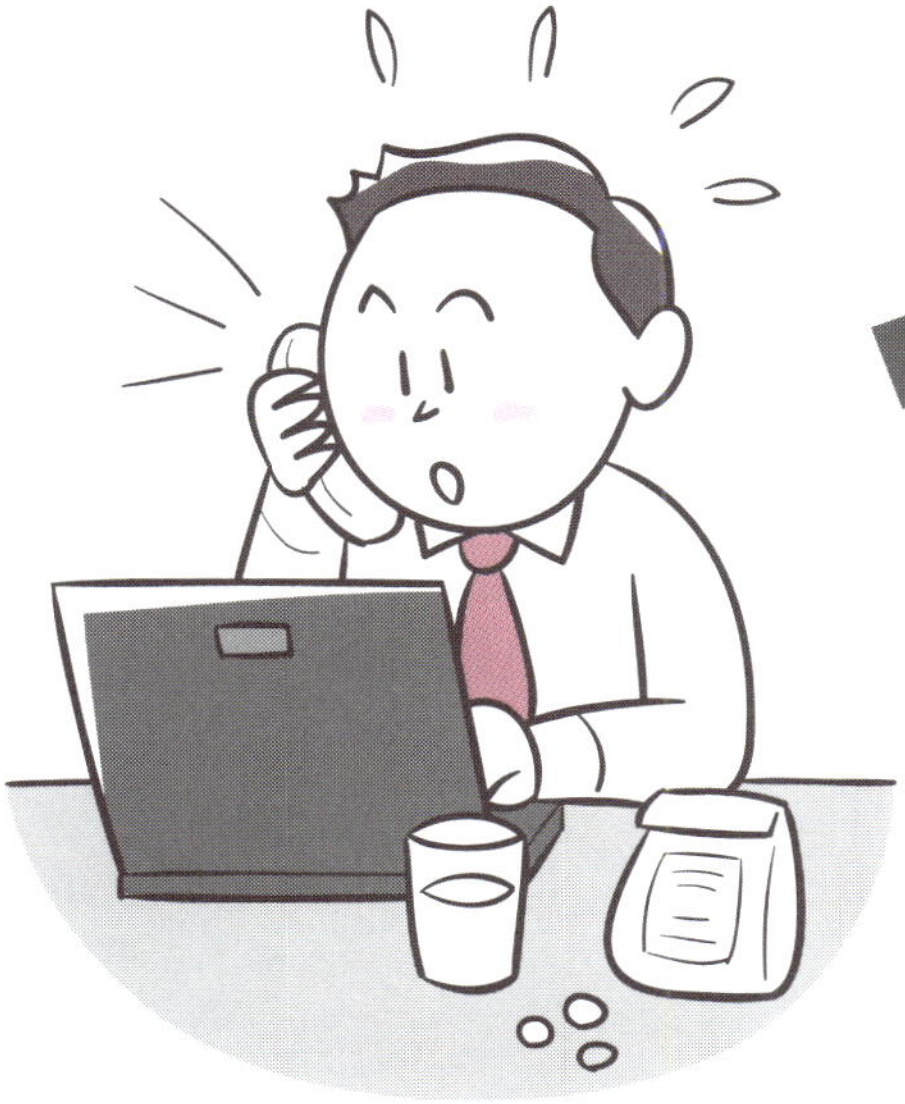

仕事や学校が忙しいなどで通院が負担になる人や、インターフェロンが効かない・続けられない人が選択することが多い

短所

- 治療期間が長くなる
- 薬を中断するとウイルスが再び増える
- 服用中に妊娠すると胎児に影響が出ることがある

治療は数年以上かかり、一生薬をのみ続ける人もいる。注射薬に比べて、HBs抗原の陰性化が起こりにくい。治療中は避妊する。

■薬をのむ期間

薬をのみ続けて10年経っても、HBs抗原が消失する人は10%未満。ウイルスが消えたようでも、服用をやめるとウイルスが再び増えて、肝炎が再発する（再燃）。一生のみ続ける覚悟が必要だが、右の条件にあえば、中止を検討することもある。専門医の判断が必要。

自己判断で中断すると肝機能が著しく悪化する

のみ薬を中断すると、ALT値が500U/ℓ以上に上昇するなど、肝炎が重症化して著しく肝機能が悪化する場合もある。自己判断で中断するのは危険

▼のみ薬を中止するために必要な条件

患者さんの条件

- のみ薬を中止すると肝炎の再燃が起こりやすく、重症化する危険性があることを理解している
- 中止後も定期的に受診でき、再燃しても適切な対処がすぐ受けられる状況である
- 線維化が軽度で、肝機能が良好。肝炎が再燃した場合も重症化しにくい状態である

治療における条件

- のみ薬を使い始めてから2年以上たっている
- HBV-DNAが検出されないほど少ない
- HBe抗原が陰性

治療の短期化のため、核酸アナログでウイルスの活動を抑えてからインターフェロンを使う、シークエンシャル療法（61ページ参照）をおこなうこともある

長くのむときの注意点

耐性ウイルスや骨粗しょう症、腎障害が問題

核酸アナログでの治療は、薬を長くのみ続ける必要があります。副作用は少ないとされていますが、薬によっては体に何らかの影響があります。体調の変化に気をつけましょう。

比較的現れやすい副作用

- 頭痛、倦怠感《けんたいかん》
- 吐き気、食欲不振、下痢《げり》などの消化器症状

まれだが重い副作用

- 低リン血症、骨軟化症
- 腎障害

検査値のセルフチェックで副作用を発見

薬をのみ始めてからの体調の変化は、軽いものでも必ず医師に相談してください。定期検査の検査値は自分でもチェックして、副作用を発見できるようにしておくとよいでしょう。

▼重い副作用のチェック

重い副作用は、血液検査でわかる。服用後、血液の検査値の変化から、体の状態をみる。

●P（リン）

血中のリンが不足し、骨軟化症（骨がもろくなる）を起こす

→2mg/dℓ以上であれば問題ない。減少してきたら核酸アナログの種類を変更する

●eGFR（腎機能）、Ccr（クレアチニンクリアランス）

腎臓に障害を起こし、腎機能を低下させる。腎機能の悪い人に多い

→定期的な腎機能の検査が必要。eGFR（32ページ参照）が60mℓ/分以下、Ccrが50mℓ/分未満になった場合、薬の服用間隔を長くする

▼肝炎、治療効果のチェック

肝炎の状態や治療効果をセルフチェックする場合、以下の項目をみる（23、24ページ参照）。不明点は医師や看護師に聞こう。

●HBV-DNA（ウイルス量）

→減っていればウイルスが減少（治療効果あり）

●HBe抗原

●HBe抗体

→抗原が陰性、抗体が陽性なら、肝炎が鎮静化（治療効果あり）

●ALT、AST（肝機能）

→どちらも基準値未満なら肝機能障害は少ない

●血小板数

→多ければ肝臓の線維化が軽い

など

副作用を減らした新しい薬が期待される

少ないとはいえ副作用が確認されているため、長期の服用には不安が残る。現在、骨がもろくなったり、腎機能が低下したりしない新薬が開発中で、数年以内に実用化の見こみ

少ないが副作用はある。耐性ウイルスにも注意

核酸アナログは、安全性が高く、長期の服用にも問題がないとされていますが、わずかながら副作用が認められています。

影響が少なくても、長い治療期間中、副作用が出ることも考えられます。程度によっては、のみ方や薬の調整が必要なので、専門医に相談しましょう。

最も大きな問題に、耐性ウイルスがあります（三八ページ参照）。薬が効かなくなる前に、予防が必要です。

正しいのみ方①
のみ合わせに注意

生活習慣病などの合併症がある場合は、薬ののみ合わせに注意する。市販薬も含め核酸アナログ以外を服用する場合は、必ず専門医や薬剤師に相談する（37ページ参照）。

いっしょにのめない薬の例

- 解熱鎮痛薬
- 抗菌薬
- 抗ウイルス薬

のみ合わせの問題が起きる薬は一部なので、同じ効果の別の薬に替えられる場合もある。

正しいのみ方②
のみ忘れない

不規則な服用は、耐性ウイルスをつくりやすい。薬の置き場所、のむ時間の管理をするなどして、のみ忘れを防止する（39ページ参照）。

もしものみ忘れたら

- 次に2回分のまない
- のみ忘れたときの対処法をあらかじめ聞いておき、その通りにする

つまり処方通りのむこと

耐性ウイルスをつくらないのみ方を

エンテカビル、テノホビルは、比較的新しく、耐性ウイルスをつくりにくい薬です。用法を守って、規則正しく服用することで、ウイルスの変異を予防しましょう。

薬を正しくのむと

薬を規則正しくのむと、薬がウイルスに十分効き、ウイルスの活動を抑えられる。

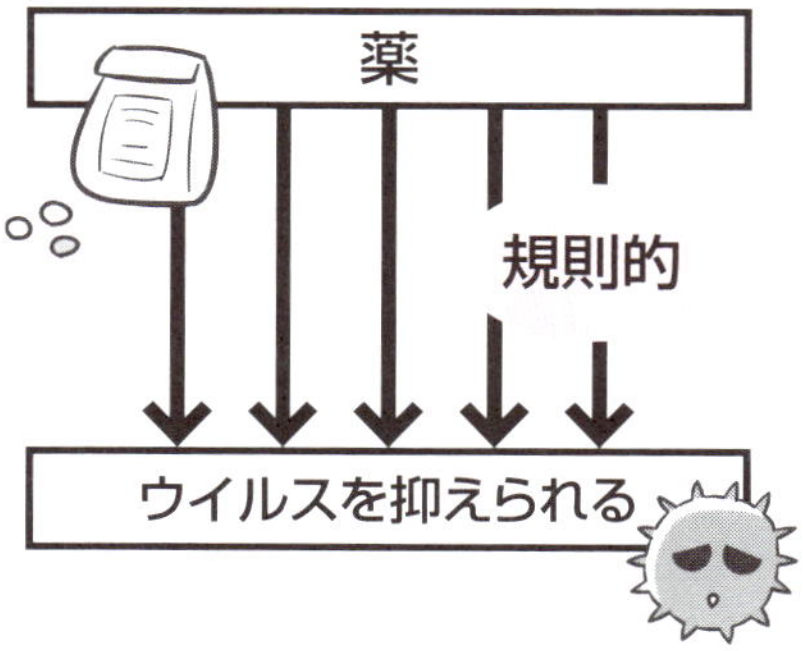

薬を正しくのまないと

のみ忘れたりして薬を正しくのまないと、薬の効果がない時間が生まれて、ウイルスの活動を抑えられず、耐性ウイルスが生まれやすい。

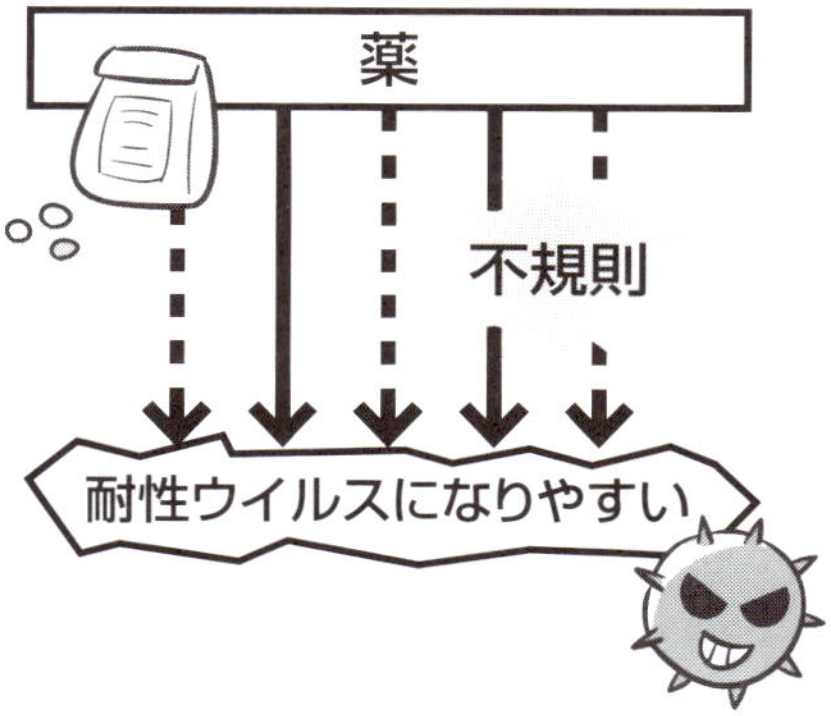

注射薬

一年間週一回の注射でウイルスを排除する

週一回の注射を一年間受ける治療もあります。のみ薬と違って、HBs抗原を完全に排除できる人もいます。注射薬とのみ薬を組み合わせる方法が登場し、注目されています。

週1回注射する インターフェロン療法

インターフェロンは注射で投与されるので通院が必要です。1週間に1回、期間は1年です。発熱、倦怠感、貧血などの副作用があり、症状が強く出て続けられない人もいます。

週1回　インターフェロン注射

→48週間（1年間）続ける

インターフェロンは、週1回の注射で、治療の期間が48週間と決まっている。のみ薬は併用しない。

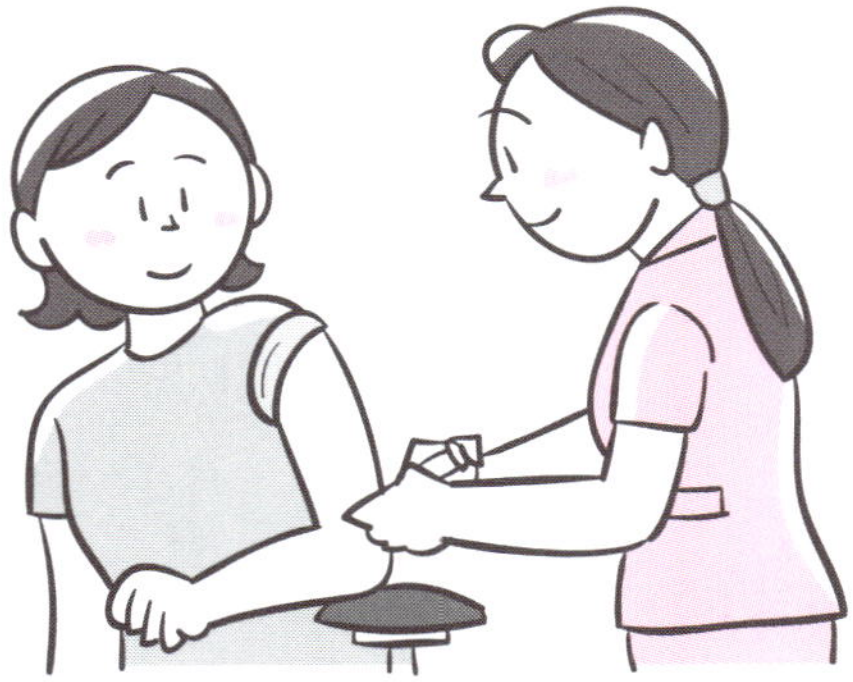

インターフェロンを希望するのは、肝硬変ではない人で、妊娠を希望していたり通院が負担にならない人が多い

長所
- 治療期間が決まっている（1年間）
- HBs抗原を消すこと（治癒）が期待できる

短所
- 副作用が多い
- 通院が負担になることがある
- 効果がある人は20〜40%

のみ薬と違って、治療期間がわかっていることや治癒の可能性もあることが、モチベーションになる。逆に、副作用で治療を続けられない人や、治療効果が現れない人も多い

治癒の可能性が比較的高く、がんを抑える効果も高い

インターフェロンは体外から補う免疫です。ウイルスを攻撃する体内の免疫を補強するために投与されます（四〇ページ参照）。

効果は治療後に遅れて現れることもあります。効果が現れれば、セロコンバージョンを維持できる人が約八割で、ウイルスが排除される人もいます。肝がんの発生を抑える効果もあります。

耐性ウイルスが現れるおそれもありません。一クール一年間として、効果が現れるまで繰り返しおこなうことができます。

現在は、のみ薬を使ったあと、インターフェロンを使う「シークエンシャル療法」が最新の方法です。

目的 のみ薬の中止とHBs抗原の陰性化

シークエンシャル療法は、のみ薬を安全に中止するための方法の１つ。HBs抗原（24ページ参照）の陰性化を目指して行われる。

のみ薬と注射を合わせたシークエンシャル療法

のみ薬を長期間使い続けると、副作用や耐性ウイルスの心配があります。シークエンシャル療法は、のみ薬からインターフェロンに切り替えてのみ薬を終了する治療法。肝がんも防げるとされ、現在最も注目される方法で、さらなる研究が進んでいます。

①のみ薬で治療をする

数年間、のみ薬を１日１回１錠のみ続けて、ウイルスの量を減らす。HBV-DNAの陰性を維持し、HBe抗原を陰性化させる。下の条件を満たしたら、②へ進む。

▼条件

のみ薬（核酸アナログ）の治療を受けて

- HBe抗原が陰性化した
- HBV-DNAの陰性が続いている

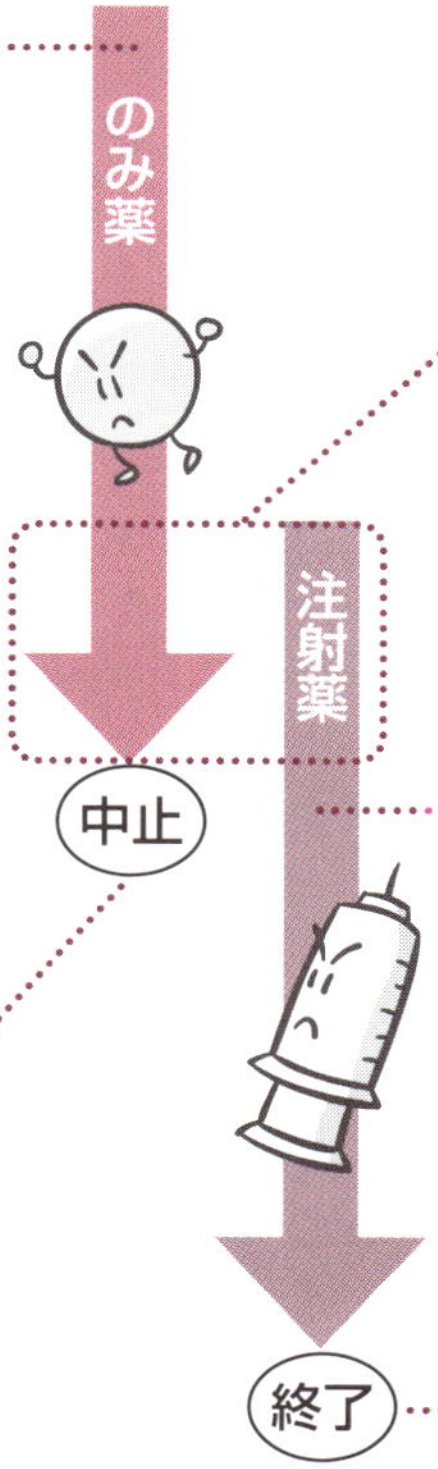

②のみ薬と注射薬を併用する

のみ薬の効果を確認してから、１ヵ月間のみ薬と週１回のインターフェロンを併用する。

④注射薬だけ続ける

併用期間の１ヵ月を過ぎたら、のみ薬をやめてインターフェロンの注射だけの治療にする。インターフェロンの使用は②と④で合計１年間。

③検査

□ALT……80U/ℓ以上
　または
□HBV-DNA……
　5.8logコピー/mℓ以上

核酸アナログの使用を止めると、再燃して重症肝炎になる可能性がある。ALTとHBV-DNAがこれらに当てはまる場合、非活動性キャリアになる可能性は低く、治療の再開が検討される

のみ薬の治療中止失敗

→ **のみ薬を再開する**

HBs抗原も定期的に調べる。陰性化が起こるのは、④のあいだか⑤のあと

⑤検査

□ALT……30U/ℓ以下
　かつ
□HBV-DNA……
　4.0logコピー/mℓ未満

非活動性キャリア（55ページ参照）になると判断される。以後、再燃しないかぎり治療は不要で、定期検診のみ受ける

のみ薬の治療中止成功

予防接種や生活の工夫で感染を防ぐ

患者さんは、肝炎が治まっていても、ウイルスが完全にいなくなっているわけではありません。B型肝炎ウイルスは感染力が強いので、感染予防につとめる必要があります。

感染力がとても強い。感染予防をしっかりと

患者さんは、肝炎の症状がなく、肝機能の低下がみられなくても、ウイルスをもっています。感染力が強いので、日常生活に気をつけて、感染を広げないように気をつけましょう。

カミソリや歯ブラシを他人と共有しない

血液や体液が付着している場合があるので、自分専用のものを使用する。貸し借りは絶対にしない

性交渉はコンドームを使う

体液から感染するので、コンドームを使用する。念のため、パートナーにはワクチンの接種をお願いする

子どもに口移しで食べ物を与えない

患者さんの口内で出血がある場合や、唾液中にウイルスが潜んでいる場合がある。口移しで食べ物を与えない

献血をしない

炎症がない人も、血液中に少量のウイルスが潜んでいる。献血は絶対にしない

血液の処理のしかた

- **出血は自分で手当てする**
- **血液のついたものは、ビニール袋などで密閉して確実に捨てるか、血液が乾く前に流水で洗い流して煮沸消毒する**
- **月経時は浴槽に入らず、シャワーですませる**

B型肝炎ウイルスは、アルコール消毒では死滅しない。血液がついたものは、すべて捨てるのが基本

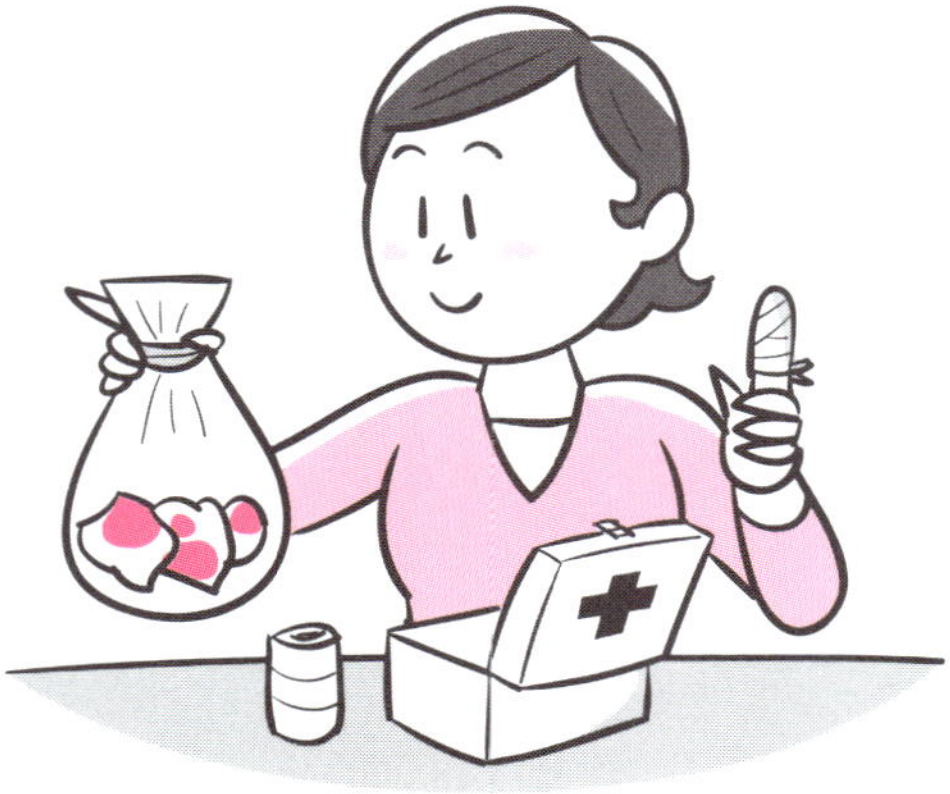

他人に自分の血液を触らせない、他人の血液に触らない。血液のついたものはビニール袋などで密閉して捨てる

感染予防につとめる。予防接種を打つのも手

B型肝炎は、気づかないうちに感染することもあります。患者さん自身が感染を広げないように気を配るだけでなく、家族など身近に患者さんがいる人も、自分が感染しないようにつとめてください。

予防接種を受けるのもよいでしょう。乳幼児へは、二〇一六年秋からB型肝炎の予防接種が定期接種化されました。自費ですが、成人の接種もおすすめです。

母子感染を防ぐことが目的の場合は、予防接種とは方法が異なり、健康保険も適用されます。

症状が治まっていると、自覚が薄くなりがちです。忘れずに感染予防を心がけてください。

予防接種で感染を防ぐ

B型肝炎にはワクチンがあります。2016年4月以降に生まれた0歳児は、原則無料で受けられます。抗体ができにくい人もいるので、接種後に血液検査で抗体の有無を確認しましょう。

▼予防接種のスケジュール

乳幼児も成人も、ワクチンを全部で3回接種する。必要があれば、3回目の接種から1ヵ月後にHBs抗体検査をする。

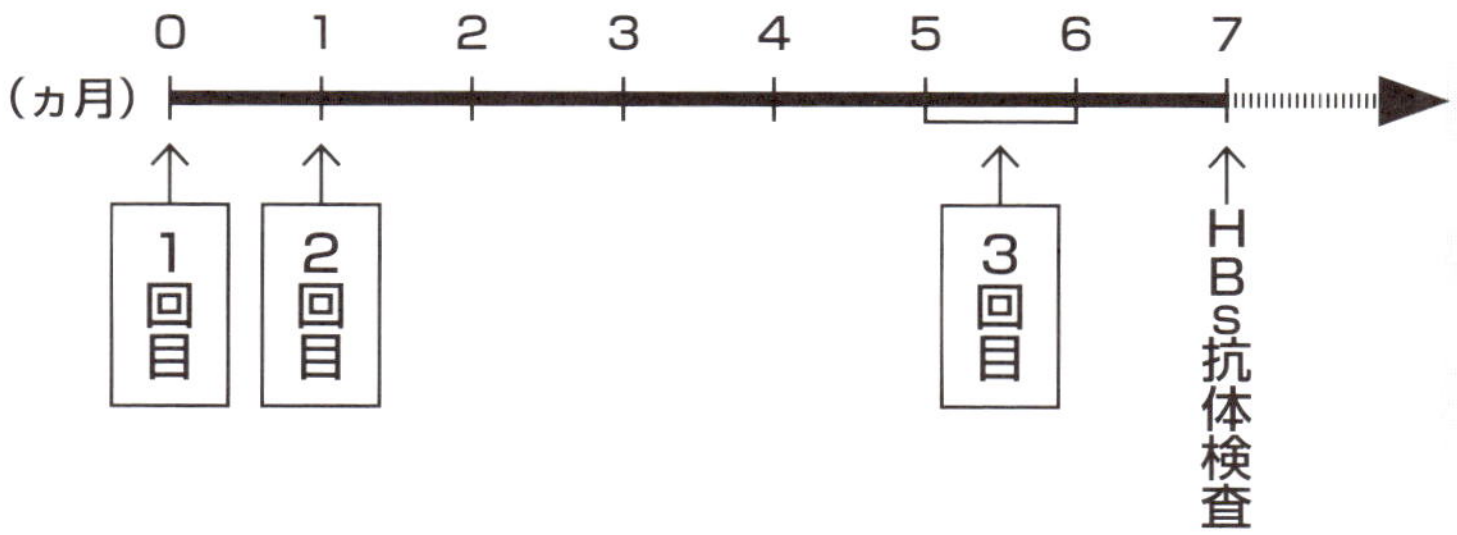

できれば10〜15年後に追加接種を

B型肝炎のワクチンの効果は、15年以上持続するといわれるが、短期間で抗体がなくなる人もいる。生後間もなく受けた場合、特に女性は将来の妊娠出産のために、自費だが10〜15歳ごろの追加接種が望ましい。

▼母子感染予防のスケジュール

生後12時間以内にB型肝炎の抗体とワクチンを接種し、その1ヵ月後と6ヵ月後にワクチンを接種する。9〜12ヵ月後に検査し、抗原と抗体の有無を確認する。

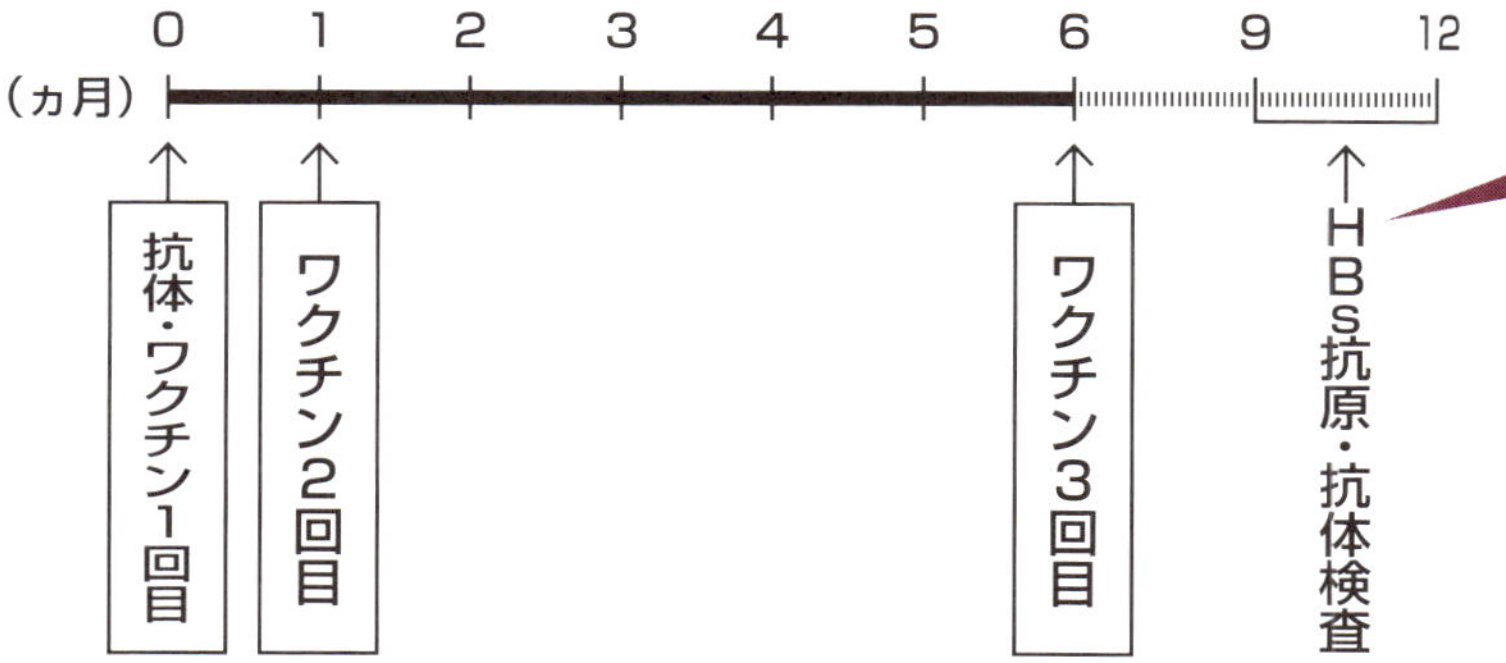

●HBs抗原陰性、HBs抗体陽性
→感染予防成功

●HBs抗原陽性、HBs抗体陰性
→無症候性キャリアとなる可能性が高く経過観察へ
(55ページ参照)

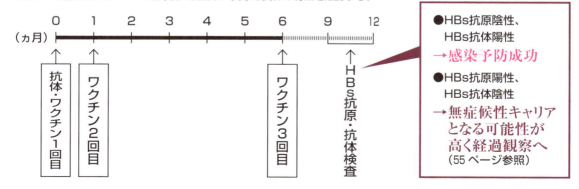

COLUMN

B型肝炎は特に医師の連携が重要

かかりつけ医だけでなく定期的に専門医も受診

B型肝炎は感染後の予測がつきにくく、非常に難しい病気です。治療期間も長いので、専門医とかかりつけ医の連携が重要です。

専門医のもとで治療方針を決めたら、家の近くのかかりつけ医へ戻って治療を続けましょう。専門医の診断があれば、週一回のインターフェロンの注射も、かかりつけ医のもとで受けられます。

治療の経過をみたり肝がんを画像検査でチェックするには、定期的に専門医の検診も受ける必要があります。専門医とかかりつけ医の連携には、紹介状が必要です。

二人の主治医を賢く利用して、B型肝炎を治療しましょう。

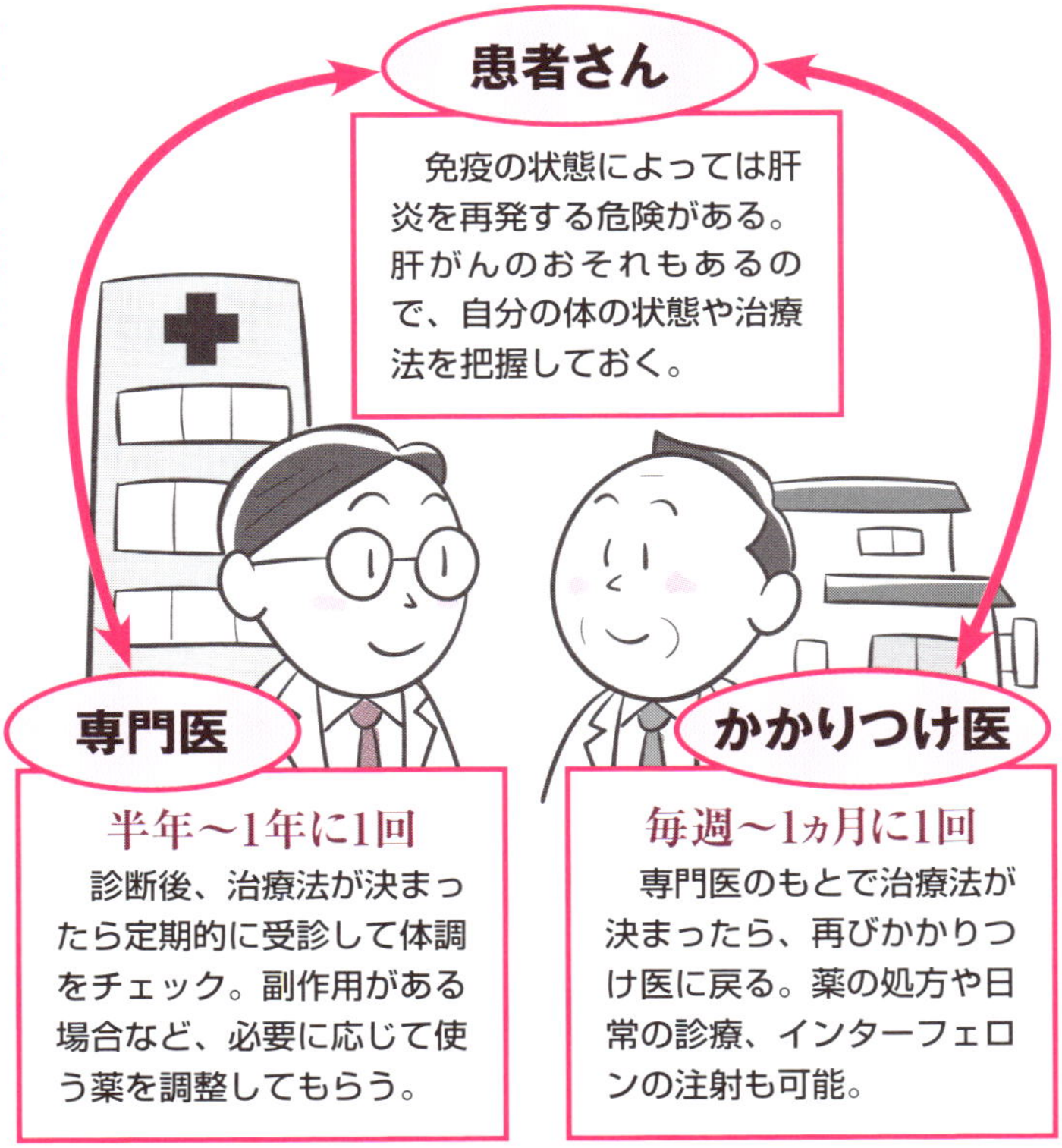
患者さん
免疫の状態によっては肝炎を再発する危険がある。肝がんのおそれもあるので、自分の体の状態や治療法を把握しておく。
専門医
半年～1年に1回
診断後、治療法が決まったら定期的に受診して体調をチェック。副作用がある場合など、必要に応じて使う薬を調整してもらう。
かかりつけ医
毎週～1ヵ月に1回
専門医のもとで治療法が決まったら、再びかかりつけ医に戻る。薬の処方や日常の診療、インターフェロンの注射も可能。

専門医の診断があれば、シークエンシャル療法（61ページ参照）もかかりつけ医のもとで受けられる。2人の主治医をうまく使い分ける

4

肝硬変・肝がん——
肝炎悪化のサインを見逃さないで

「沈黙の臓器」肝臓も、肝硬変になると症状が現れ、
急激に全身が悪化するほか、肝がんの危険性も高まります。
がんの治療には、肝機能がどれくらい残っているかがカギ。
肝硬変のサインを知り、悪化を食い止めることが、
今後の生活や治療のためにも重要です。

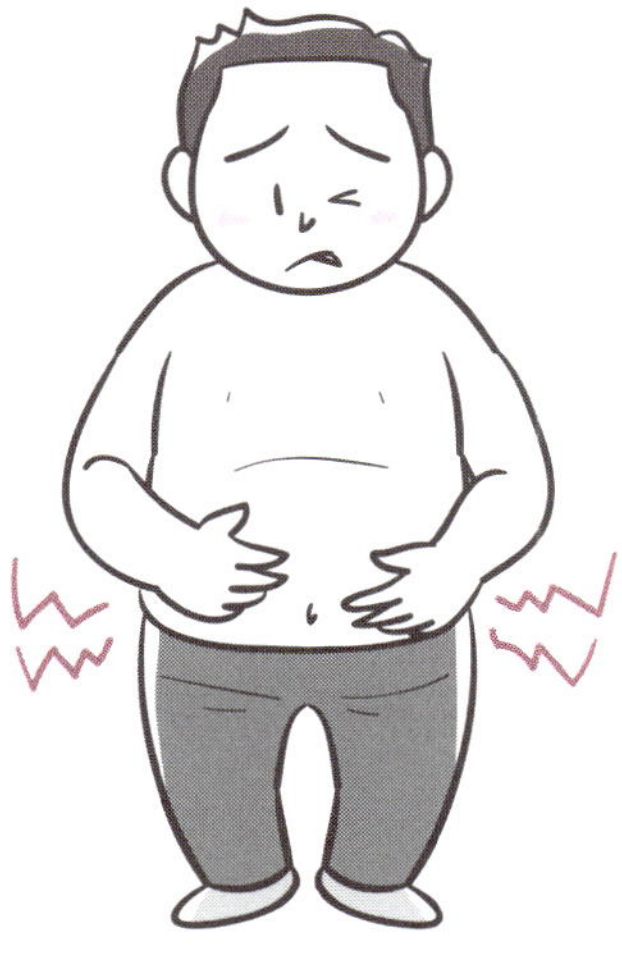

肝硬変の入り口は？

首や胸の斑点、手の赤み、かゆみがサイン

肝機能が低下すると、さまざまな症状が現れます。皮膚などが黄色みを帯びる黄疸《おうだん》は特徴的ですが、ほかにも赤い斑点や手のひらの赤み、皮膚のかゆみなどがないか注意しましょう。

肝炎

十数年～数十年かけて
肝炎から肝硬変になるまでは、長い時間がかかる。この間、自覚症状はほとんどない

代償性肝硬変

残った肝細胞がなんとか機能を保つ

「代償性肝硬変」は肝硬変の入り口で、まだ肝機能が保たれている状態。線維化していない肝細胞が、線維化して機能不全になった部分を補うので、症状はあまりない。

●血流悪化
●細胞が少なく、線維が多い

肝機能が悪化

肝臓全体が線維化し、機能を保てなくなる

肝硬変は、肝臓が線維化して硬くなった状態です。肝炎などによる障害と、肝臓の再生を繰り返すうちに線維化が進みます。肝硬変になると、硬い部分が肝臓全体に広がって肝機能が著しく低下します。

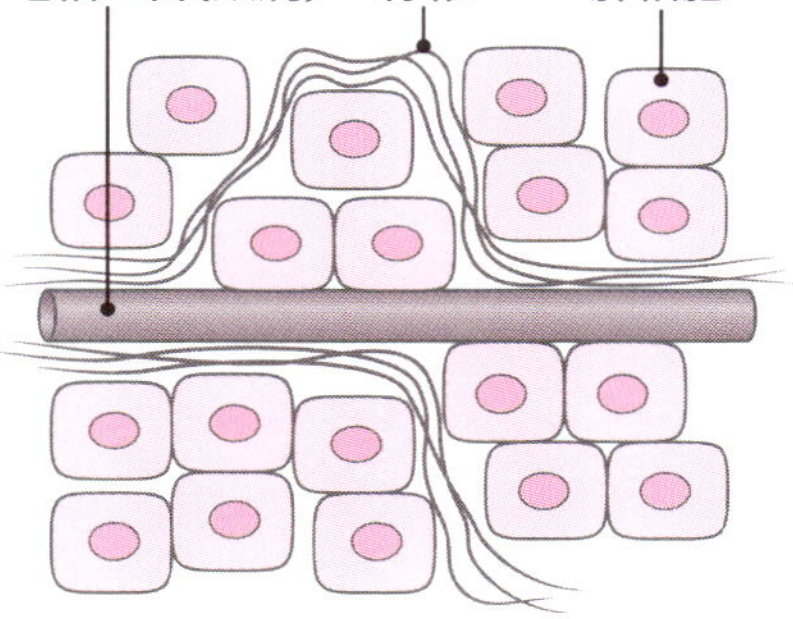

健康な肝臓は、肝細胞が整然と並ぶ。炎症が続いて図のように線維化が進むと、線維によって細胞の配列が乱れ、血流も悪化する

炎症が長く続き、肝臓全体が硬くなる

健康な肝臓は、表面に凸凹がなく、つるっとしています。肝臓が線維化してくると、表面にくぼみが出てきます。

線維化は、肝臓に炎症が起こったあとに引きつれのような堅い組織ができることです。肝臓は本来ツルツルした柔らかいものです。線維化が進むと表面がボコボコして、硬くなります。

肝炎が起こっても、最初は元通りに修復できます。炎症が慢性化して修復が追いつかなくなると、線維化が起こり始めます。線維化した肝細胞は機能しなくなり、線維化の広がりとともに肝機能は失われます。これが肝硬変です。

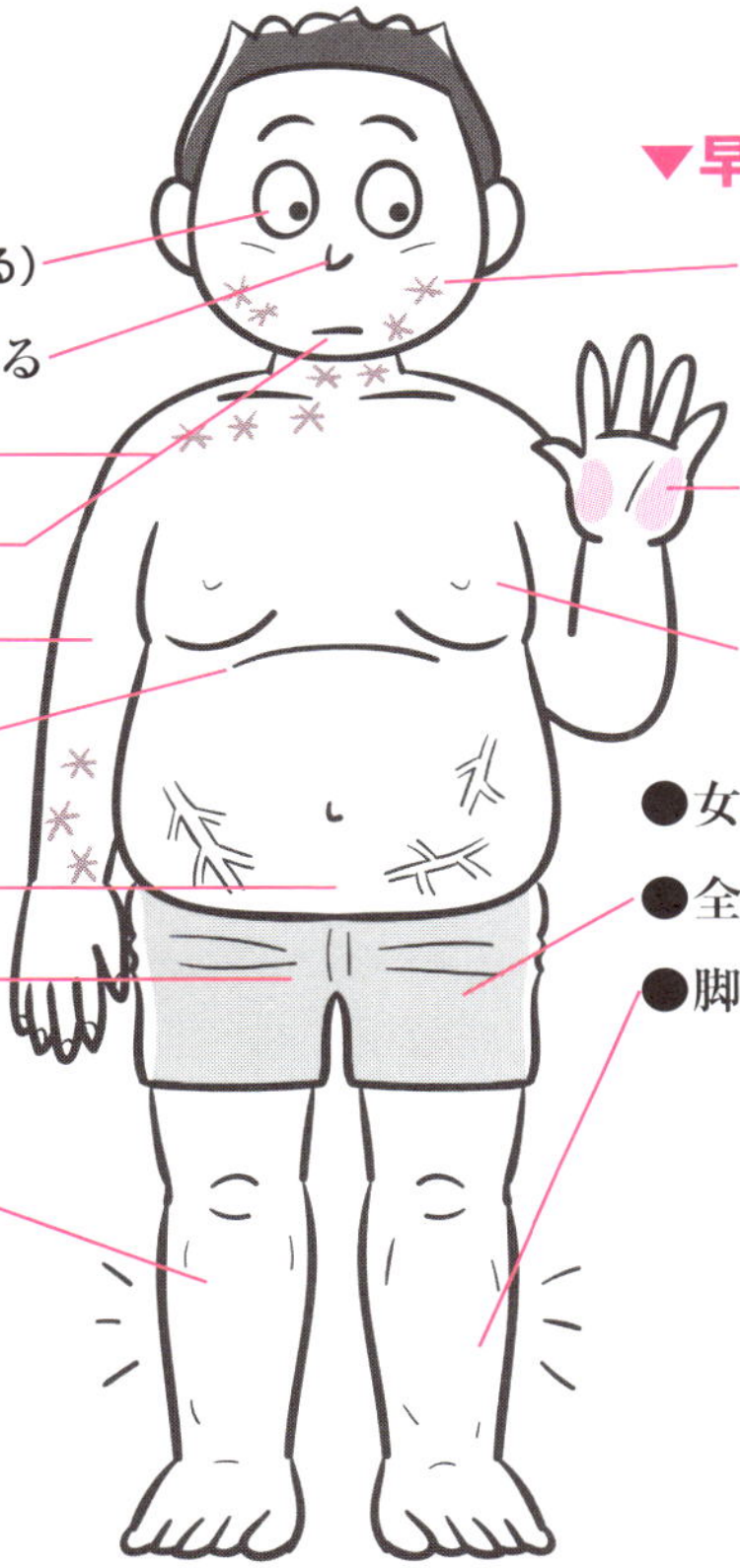

▼進むと現れる症状

- ●黄疸（白目や爪が黄色っぽくなる）
- ●鼻血が出る、歯茎から血が出る
- ●食欲不振、吐き気、嘔吐《おうと》
- ●吐血
- ●血がとまりにくい
- ●おなかの右上部分が痛い、圧迫感がある
- ●皮膚が黒ずむ
- ●下血《げけつ》、便が黒い（血便）
- ●脚がむくむ

など

非代償性になると、全身にさまざまな症状が現れる。これらのほか、合併症による症状もある

▼早くから現れやすい症状

- ●胸や首、ほおなどの血管がクモのように浮き上がる（クモ状血管腫《じょうけつかんしゅ》）
- ●手のひらの膨らみが赤くなる（手掌紅斑《しゅしょうこうはん》）
- ●男性 女性のように乳房が膨らむ（女性化乳房）
- ●女性 無月経
- ●全身のかゆみ
- ●脚がつる、けいれんする（こむら返り）

代償性の段階で現れやすい症状。放っておくと非代償性肝硬変に進む。早急に肝炎などの治療が必要

非代償性肝硬変

ほとんど線維化し、機能が十分果たせない

線維化が著しく進むと「非代償性肝硬変」となる。肝機能がほとんど働かず、全身に多くの症状が現れ、重大な合併症も起こる。一つでも合併症が現れると肝臓の状態は一気に悪くなり、命の危険も出てくる。

現れてくる合併症
（70ページ参照）

- ●食道・胃静脈瘤《じょうみゃくりゅう》
- ●肝性脳症《かんせいのうしょう》
- ●腹水《ふくすい》

肝硬変になると、体内の水分や血流の調整ができなくなったり、代謝が悪くなったりする。処理できなくなった物質などが合併症を招く。

肝不全は命の危険も

肝機能が特に低下した状態を「肝不全」という。腹水などの合併症や出血しやすいなどの重い症状も現れる。急いで治療する必要がある。

肝硬変は初期の段階で食い止める

肝硬変の進行と合併症を防ぐためには、根本原因となる肝炎の治療をする必要があります。まず、肝機能を把握することが重要です。ただ、肝硬変になると、肝炎の治療方法が少し変わります。

現在の肝機能を点数で把握する

肝硬変の治療は、肝臓や合併症の状態で治療方針が異なります。「チャイルド・ピュー分類」という表を使って、肝臓の障害度を点数で把握します。

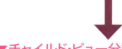

肝硬変の疑いがある人

血液検査や画像検査などで肝硬変が疑われたら、検査結果を下記の分類表に当てはめて、肝臓の状態を把握する

▼チャイルド・ピュー分類（肝臓の障害度）

項目	1点	2点	3点
血清アルブミン(g/dℓ)	3.5超	2.8以上3.5以下	2.8未満
総ビリルビン(mg/dℓ)	2.0未満	2.0以上3.0以下	3.0超
プロトロンビン活性(%)	70超	40以上70以下	40未満
腹水	なし	改善できる	改善できない
肝性脳症の程度	なし	軽度（昏睡度Ⅱ～Ⅲ以下で昏睡がない）	ときに昏睡

肝臓がどれくらい障害されているかで、治療方針は変わることもある

各項目の点数を合計する

5～6点…A → 代償性肝硬変

7～9点…B → 非代償性肝硬変

10～15点…C → 非代償性肝硬変

それぞれの項目に当てはまる点数をすべて足して、A～Cの3段階で判定する。点数が上がるほど重症度が増す。7以上が非代償性肝硬変と判断される

さらに画像検査で肝硬変の程度や肝がんの有無を調べる

血液検査のあと、肝臓の硬さや表面の様子を画像検査で確認する。肝がんの疑いがある場合は、がんの有無も調べる（26ページ参照）。

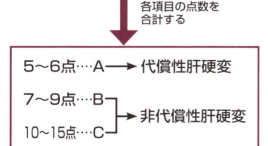

ウイルス性肝硬変は治療も目標も変わる

肝硬変の治療目標は、B型肝炎ではHBV-DNAの陰性化を維持すること、C型肝炎の代償性肝硬変ではウイルスの排除です。肝炎がなくなれば、肝機能が改善し線維化の進行も抑えられます。

悪化の徴候を常にチェックし、根本原因を治す

肝硬変になると、肝炎の治療方法が変わります。使えない薬もあるので専門医の診断が必要です。

代償性では症状がほとんどありませんが、不快な症状が現れる場合もあります。特にかゆみやこむら返りは、不眠などを起こして生活の質（QOL）を下げるため対策が必要です。

代償性の段階から進まないように治療し、肝硬変が悪化していないかを確認します。代償性から非代償性に進むときは倦怠感、集中力や食欲の低下、皮膚のかゆみなどがあります。症状が出始めたらすぐに専門医を受診してください。

▼肝硬変の治療

	B型肝炎	C型肝炎
代償性	**●のみ薬** 中断すると肝不全を引き起こすので、生涯服用を続けることが基本	**●のみ薬** **●注射薬とのみ薬** のみ薬が最初に使われる。腎不全などがあると使えない薬もある
非代償性	**●のみ薬** **●肝移植** のみ薬は、重い副作用が起こりやすいので注意が必要。のみ薬の効果が現れるまでに時間がかかるため、肝移植も検討する	**●肝移植** のみ薬も注射薬も、安全性などの問題があり、どちらも使えない。条件に合えば、肝移植が最も有効な治療法になる

▼不快な症状の治療

かゆみ

黄疸の前に現れやすい。見た目に異常がなく、引っかいても治まらない。スキンケアで対処したり、ナルフラフィンというのみ薬を使うこともある。

●スキンケアの方法

体を洗うとき、石けんを泡立て、なでるように優しく洗う。洗ったら保湿する。化粧品などの刺激は避け、汗はすぐにふき取る。引っかかないことも重要

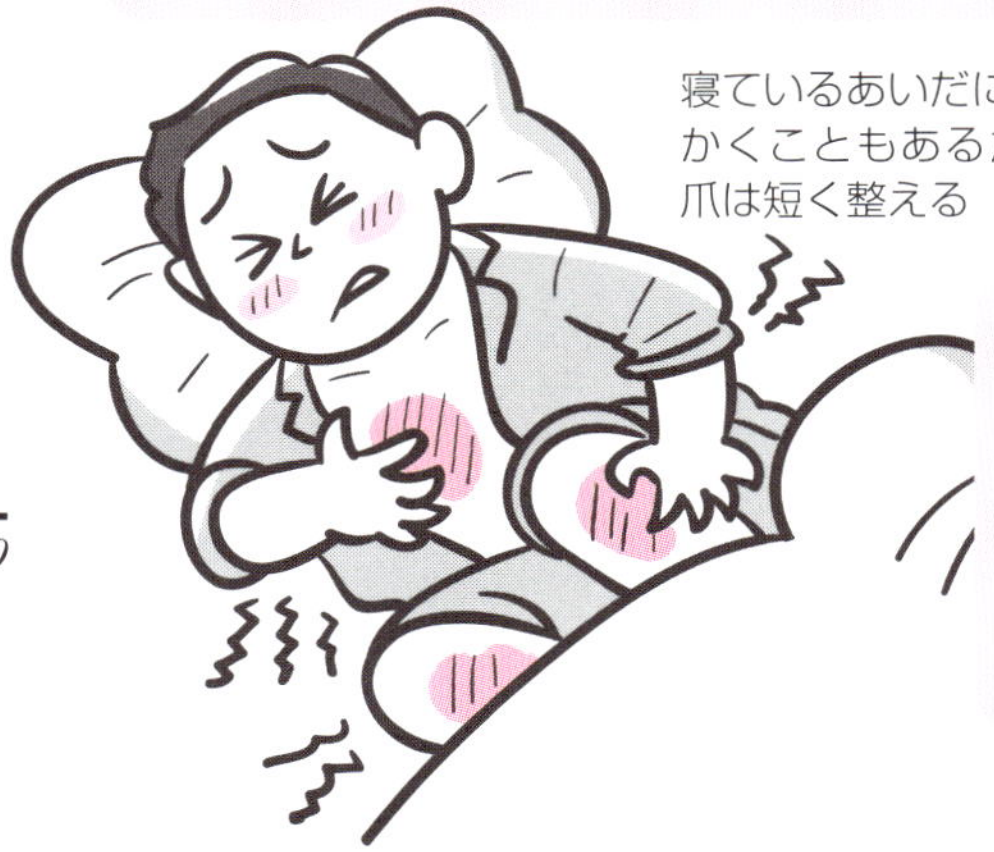

寝ているあいだに引っかくこともあるため、爪は短く整える

こむら返り

寝ているあいだに起こることが多い。必要があれば漢方薬を使うこともある。

合併症の治療

静脈瘤・脳症・腹水が起こって命の危険も

肝臓が本来の機能を失うと、体の状態が悪化します。血流異常で静脈瘤ができたり、代謝異常で脳に障害が起こったりして命にかかわります。腹水がたまって生活に支障を来す場合もあります。

血流の悪化や肝機能低下が合併症の原因

本来血液は肝臓を経由して心臓に戻りますが、肝硬変になると血液が肝臓に入りにくくなります。解毒や代謝もできなくなるので、さまざまな病気が起こる原因になります。

門脈の血流悪化

血液がうまく肝臓に入れず、肝臓に入る血管の一つ「門脈」の圧力が高まる。血液が脾臓《ひぞう》に流れこんだり、食道や胃の細い静脈に入りこんだりする。

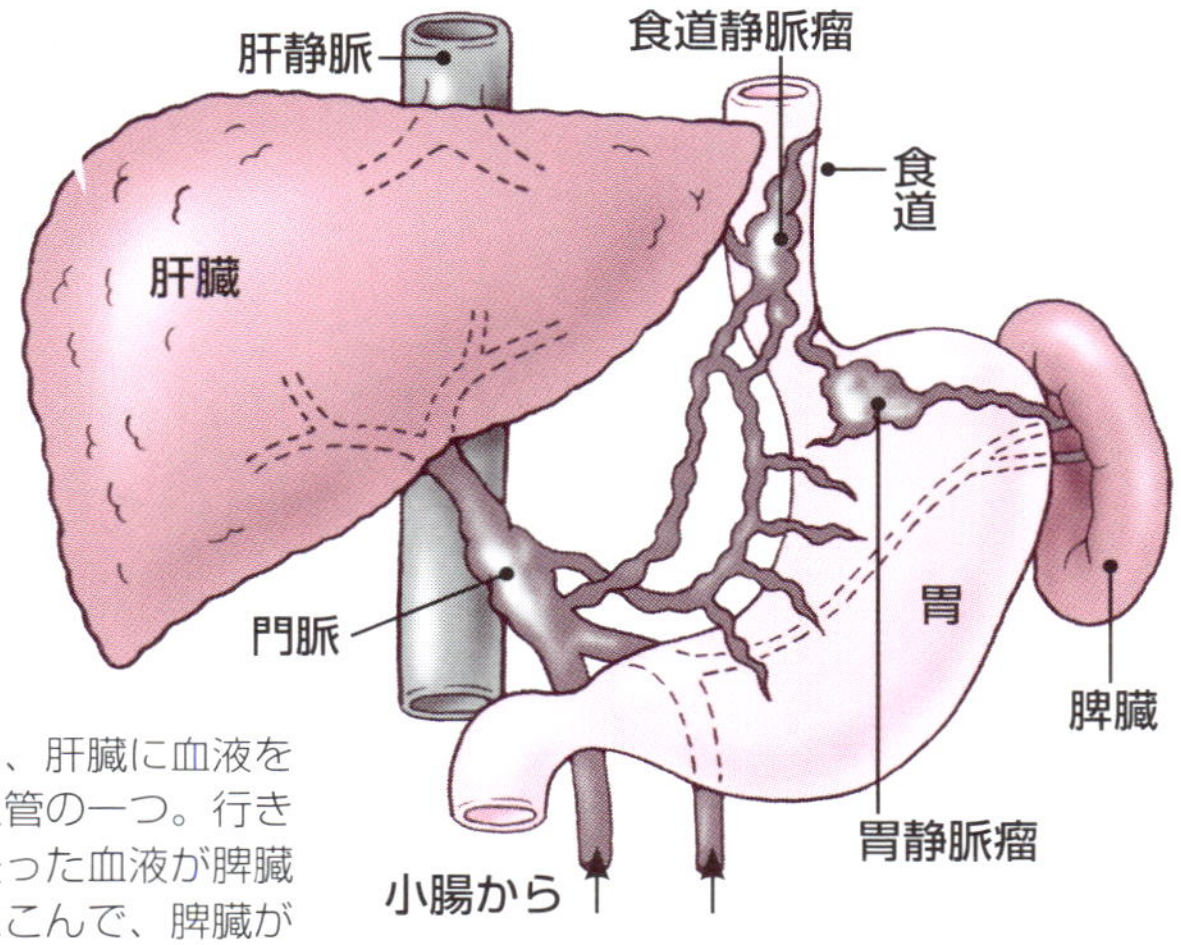

門脈は、肝臓に血液を運ぶ血管の一つ。行き場を失った血液が脾臓に流れこんで、脾臓が腫れることもある

肝機能の著しい低下

肝硬変で肝臓が処理しきれなくなった物質がたまり、生きていくのに必要な物質をつくれなくなる。

●解毒作用低下

解毒作用がうまくいかなくなると、体内のアンモニアなどの老廃物や有害物質が処理されなくなり、体の中にたまっていく

●代謝作用低下

肝機能の低下で、体内で必要な物質の合成ができなくなる。たんぱく質の合成もできず、血中の水分を保持できなくなる

非代償性肝硬変になったら早急な治療が必要

線維化が進んで肝機能の多くが失われると、さまざまな自覚症状が現れ始めます。これが「非代償性肝硬変」です。症状が重かったり合併症が現れたりして、日常生活を送るのが難しくなるうえ、命

食道・胃静脈瘤——血管にこぶができる

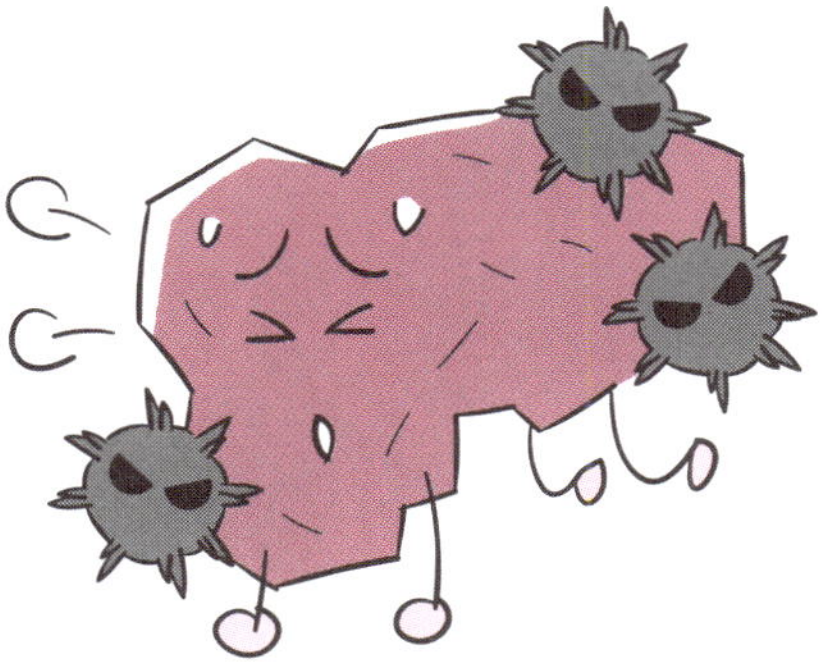

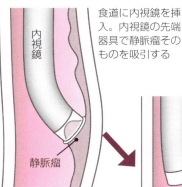

検診時に、内視鏡検査を受ける。食道や胃の血管が、赤く透けたりみみず腫《ば》れがあったりすると、静脈瘤のサイン

門脈の血流悪化によって、血液が食道や胃の細い血管に入りこみ、血管が膨らんでこぶになります。こぶが破裂すると出血して命の危険も。治療は内視鏡でおこないます。

▼静脈瘤の治療

胃や食道の静脈瘤は、内視鏡で確認できる。静脈瘤が発見されたら破裂を防ぐ治療をおこなう。

内視鏡的結紮《けつさつ》療法

食道から内視鏡を挿入し、先端の器具で静脈瘤を吸引する。こぶの根元にゴムをかけ、血流を止めて壊死させる。黄疸や腹水があっても受けられる。

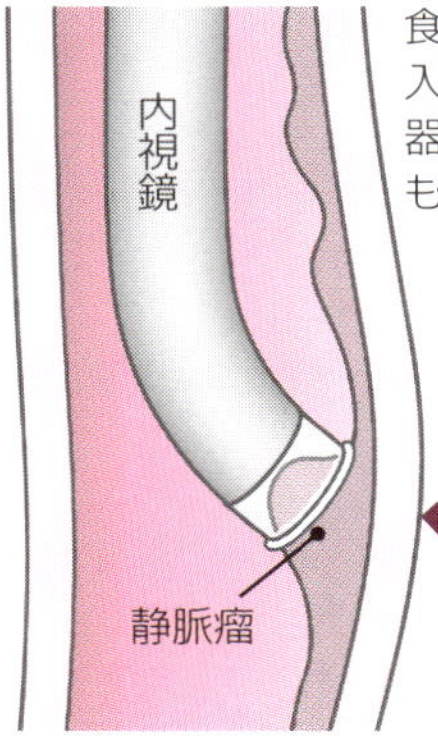

食道に内視鏡を挿入。内視鏡の先端器具で静脈瘤そのものを吸引する

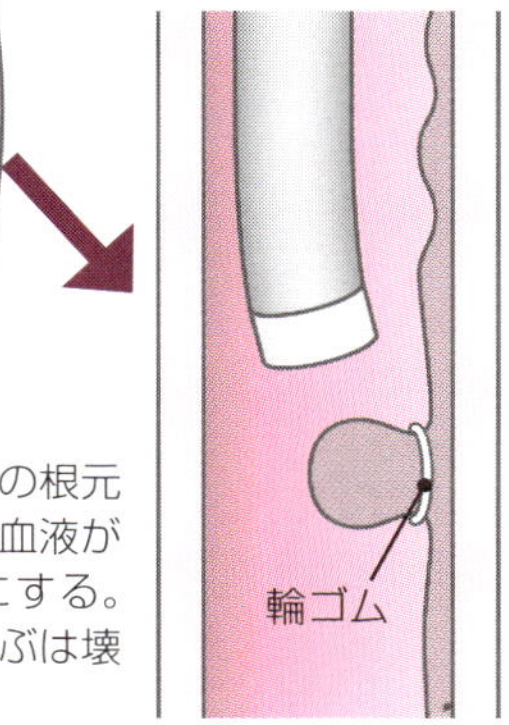

吸引した静脈瘤の根元をゴムで縛り、血液が流れないようにする。ゴムで縛ったこぶは壊死する

内視鏡的硬化療法

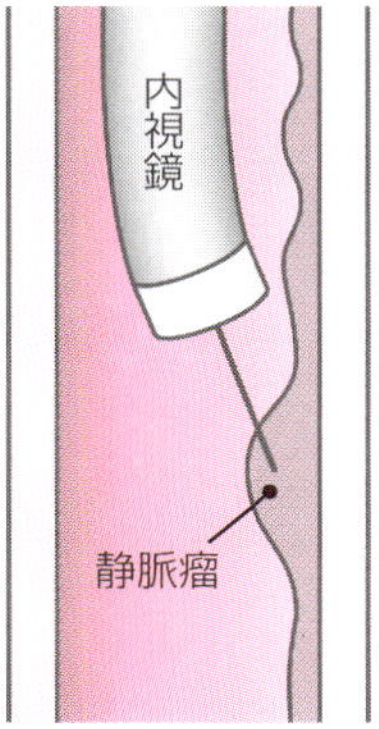

内視鏡を食道から挿入する。内視鏡の先から針を出して、静脈瘤の血液を固める硬化剤を注入する。静脈瘤を固めて破裂を防ぐ。小さなこぶでも可能で、再発が少ない。黄疸や腹水があると受けられない。

内視鏡の先から針を出し、静脈瘤に硬化剤を注入する

の危険もあります。

血液検査や画像検査で非代償性肝硬変と診断された場合、代償性の状態まで回復させる治療が必要になります。

非代償性では、B型肝炎はのみ薬で肝炎の治療をしますが、C型肝炎では抗ウイルス治療はリスクが高く、肝移植が検討されます（八三ページ参照）。合併症が現れている場合は、合併症の治療もあわせておこないます。

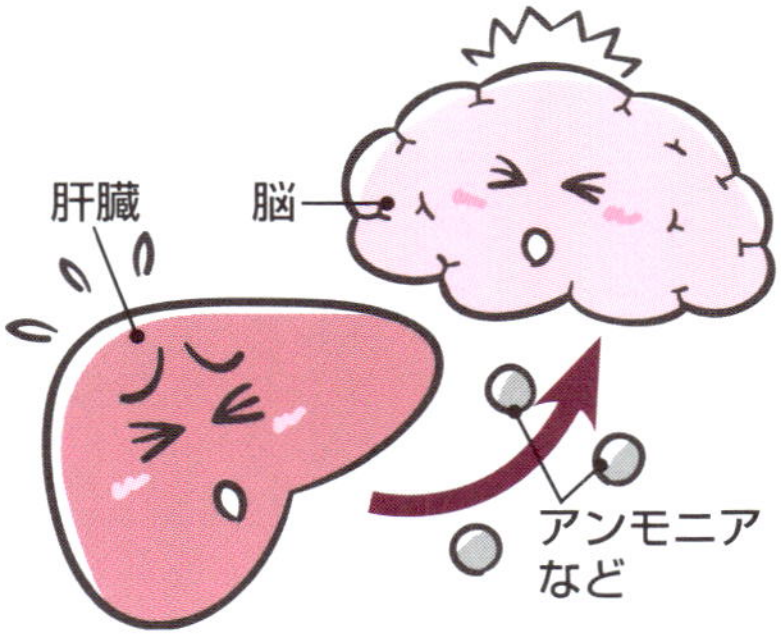

通常、アンモニアなどの老廃物や有害物質は肝臓で解毒される。肝機能が低下するとアンモニアなどが脳に入りこみ、脳の神経細胞が障害される。意識の低下によりさまざまな症状が現れる

肝性脳症――解毒作用低下が原因

肝硬変が進むと、肝臓の解毒作用も低下します。老廃物や有害物質が血管を通って脳まで届くと、肝性脳症が起こります。最初は集中力の低下程度ですが、進行すると命にかかわります。

▼肝性脳症の昏睡度分類

昏睡度	症状
Ⅰ	睡眠リズムの乱れ（昼夜が逆転する）、抑うつ症状、だらしない、無気力など
Ⅱ	場所や時間がわからなくなる、異常行動（お金をまくなど）、眠りやすい、羽ばたき振戦など
Ⅲ	興奮またはせん妄状態、ほとんど眠っている状態、声かけで反応するなど
Ⅳ	昏睡状態、痛みに反応する
Ⅴ	深い昏睡状態、痛みにも反応がない

（犬山シンポジウム 1981 年をもとに、一部改変して作成）

羽ばたき振戦とは

指先をまっすぐにして腕を伸ばし、手首を反らす。通常は指や手が細かく震えるが、肝性脳症ではゆっくり羽ばたくように震える。

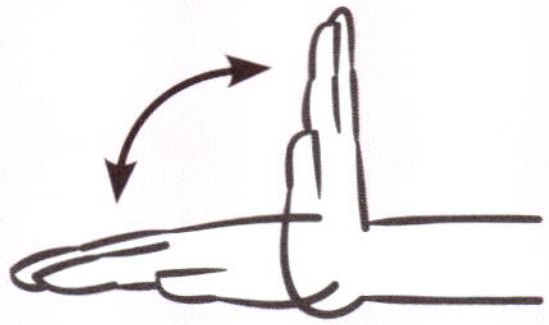

▼肝性脳症の治療

原因となるアンモニアのもとを減らしたり、発生させないようにしたりする。薬を使ってアンモニアの産生を抑えることも有効。

薬を使う

アンモニア吸収を妨げるラクツロース、一部の抗生物質、解毒作用のあるレボカルニチンなどが有効。下剤で便秘を解消する方法もある。主治医と相談して使う。

便秘にならない

消化物が腸に長くとどまると、アンモニアを発生させる。野菜や豆類などで食物繊維を多くとって便秘を防ぐ。決まった時間に排便する習慣をつける。

たんぱく質を控える

アンモニアはたんぱく質を分解すると発生する。たんぱく質をとりすぎないようにする。控えすぎると筋肉量が落ちるので、BCAA 製剤（アミノ酸）で不足分を補う。

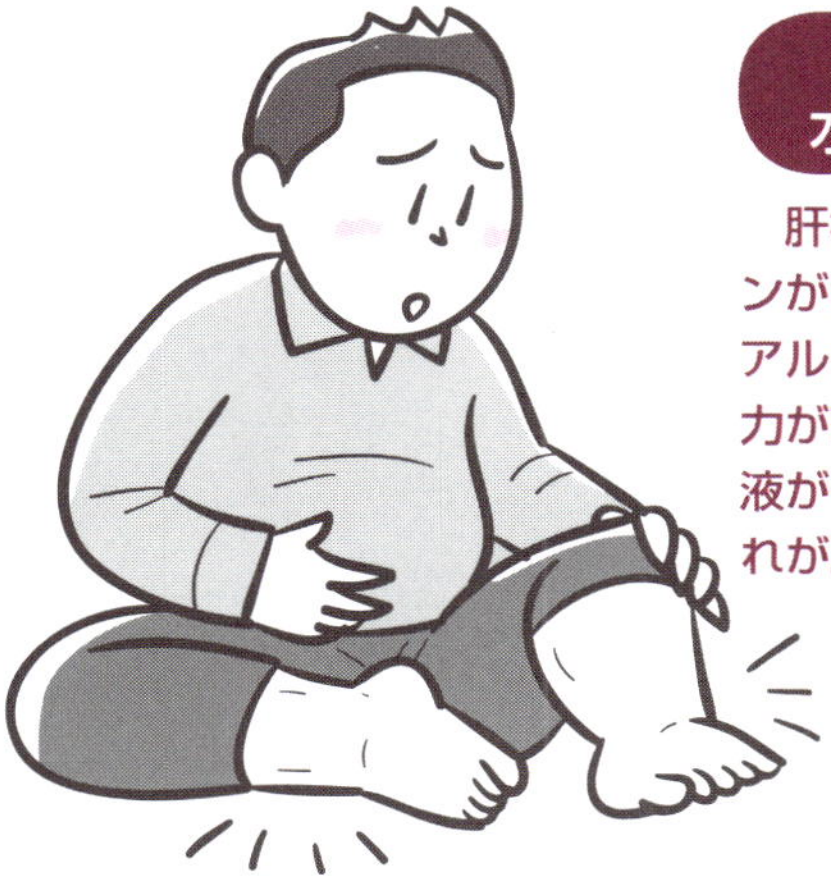

腹水——血液内の水分がおなかにたまる

肝機能の低下によって、アルブミンが合成されなくなります。血中のアルブミンが減少したり、門脈の圧力が高まると血液内の水分やリンパ液がもれておなかにたまります。これが腹水です。

初期は腹水があっても気づきにくい。進行するとおなかが張り、動きにくくなる。体を動かさなくなり、筋力の低下につながる。腹水の前に、脚のむくみが起こることもある

▼腹水の治療

薬や食事で、水分が血管の外にもれ出ないようにする。

アルブミンを点滴で補給する

肝機能が低下すると、アルブミンがつくられなくなる。アルブミンの減少は腹水の原因となる。点滴で補給しておなかの中や皮膚の下に水分がたまるのを防ぐ。

利尿薬を使う

最初に従来の利尿薬を使うが、腎機能が悪化するなどの副作用のおそれがある。効果がない場合や副作用が出た場合は、新しい利尿薬のトルバプタンに切り替える。トルバプタンを使い始めるとき、1週間ほどの入院が必要。

食事の塩分を減らす

塩分をとりすぎて体内のナトリウム量が増えると、体内に水がたまりやすくなる。食事でとる塩分の量は、むくみや腹水の予防には1日7g以下だが、治療の場合には5g以下まで制限する。

こんな症状も現れる

非代償性肝硬変は、合併症以外にも全身に症状が現れます。

■出血しやすい

肝硬変が進行すると、脾臓への血流が増えます（七〇ページ参照）。脾臓の血小板などを分解する働きが高まり、血小板が減少します。出血しやすくなり、血が止まりにくくなります。

■脂肪便

肝機能が低下すると、胆汁の合成が不足します。食事でとった脂肪を消化できなくなって、そのまま便に出てきます。

■黄疸

肝硬変が進むと、胆汁の成分のビリルビンの黄色い色素を処理できなくなり、血中にビリルビンが増えます。その色素が白目や皮膚に現れて黄色っぽく見えます。すぐに治療が必要な状態です。

体重が減る、疲れやすいなど肝臓の異変に気づきにくい症状もあります。体調の変化があれば、すぐ専門医に相談してください。

進行を防ぐ生活

適切な栄養補給と運動が悪化を止めるカギ

非代償性肝硬変に進行させないため、肝臓に負担をかけない生活をしましょう。まずは、肝臓と同様の働きをする筋肉を保つことです。栄養補給と運動で筋肉を養いましょう。

筋肉が減りやすく脂肪が増えやすい

肝硬変になると、肝機能低下で体内のたんぱく質やグリコーゲンが減り、筋肉が衰えてきて、サルコペニアが起こりやすくなります。適度な運動で予防することが重要です。

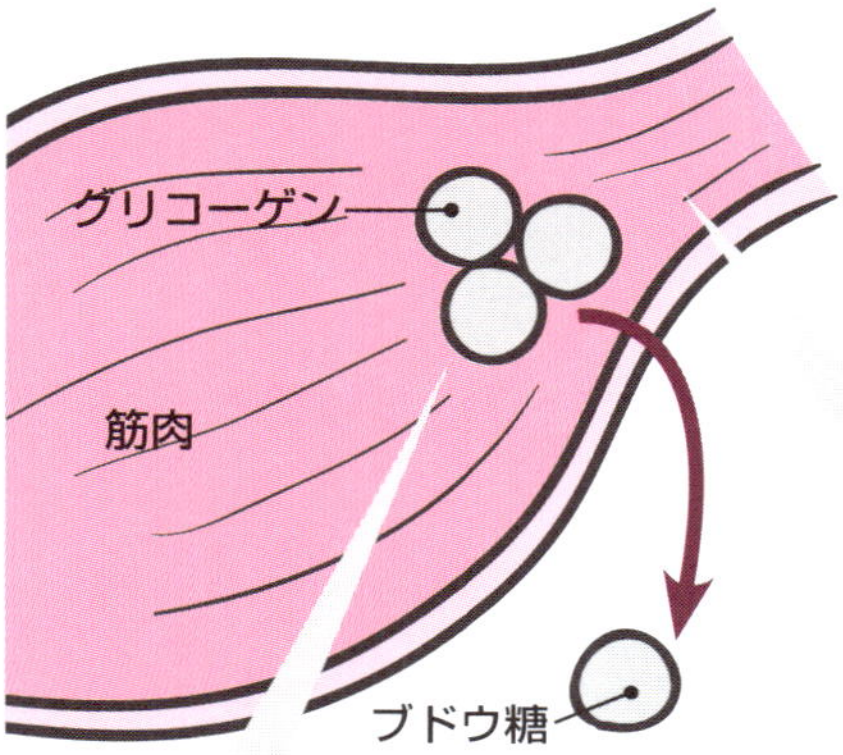

筋肉の原料＝たんぱく質が減る

肝硬変が進行すると、BCAA（アミノ酸）の血中濃度が低下する。肝性脳症防止のため、たんぱく質を制限すると、筋肉の原料が減ってしまう。

筋肉の動力源＝グリコーゲンが減る

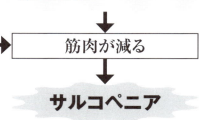

肝臓からのグリコーゲン供給が減ると、筋肉内のたんぱく質を分解して補おうとする。

筋肉が減る

↓

サルコペニア

握力が男性26kg・女性18kgより少なく、CT検査などで筋肉量が一定値以下だと、サルコペニアと判定される

（日本肝臓学会「サルコペニアの判定基準（第1版）」2016年）

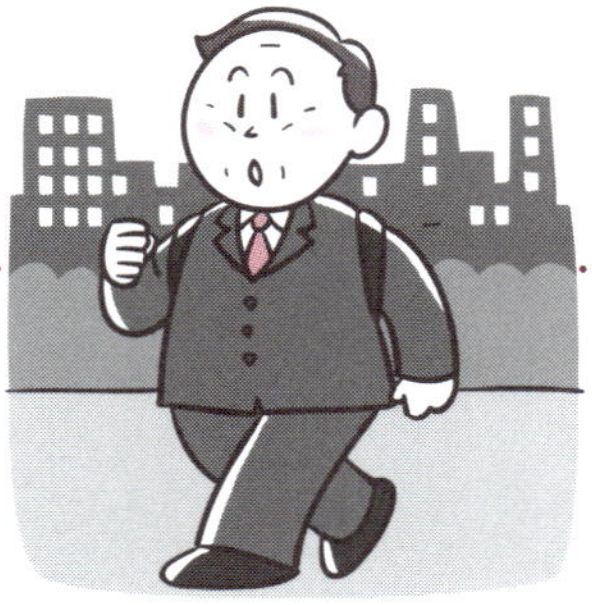

おすすめはウォーキング。歩幅を大きくするような、全身を使う歩き方がよい

肝臓が悪い人ほど定期的な運動を

筋肉量を保つには、毎日の運動に加え週１回の強めの運動が必要。安全のため、事前に医師の指導を受けて、自分に合った運動量や種類にしよう。

食べすぎず・こまめに・少しずつが原則

食事を一度に多くとると、肝臓は栄養を大量に処理しなければならず、線維化が進んだ肝臓には負担になります。一度の食事の量は少なく、食べすぎないようにしましょう。

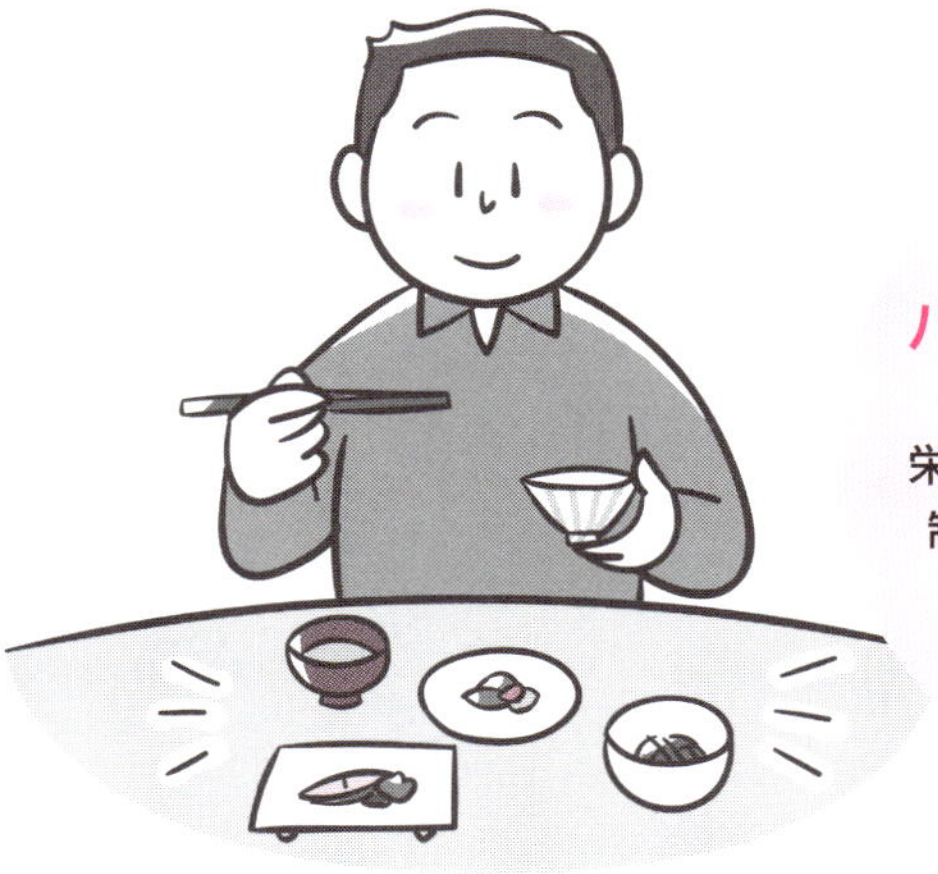

一度に多くの食事をとると、肝性脳症を引き起こす可能性がある。必要なエネルギーを、1日4～5回程度に分けてとる

適量のエネルギーでバランスの整った食事を

代償性肝硬変のうちは、栄養バランスがよければ食事の制限は不要（93ページ参照）。合併症が現れた場合は、制限が必要（72、73ページ参照）

食休みは不要。夜間の睡眠は十分とる

食事直後に休みをとる必要はあまりない。むしろ、体を動かしたほうが肝臓によい。夜間の睡眠は十分にとって、肝臓を休ませる

禁酒・禁煙は必須

飲酒は肝臓の負担になるため、肝硬変になったら禁酒が大前提。喫煙は肝がんの危険性を高めるため、禁煙する

食事は小分けにして夜食を少量とる

１日に必要なエネルギー量を４～５回に分けてとる。肝硬変になると肝臓に栄養をためておけず、夜間の絶食時間に栄養不足に陥る。就寝前に夜食を少しだけとる

糖尿病があると肝硬変が悪化しやすい

糖尿病は、肝がんの危険性も高める。肝臓病が原因で、糖尿病になる人もいる。血糖降下薬などで、血糖値の管理を徹底する必要がある。

できることは何でもして肝機能を維持する

以前は、肝硬変の人は安静にといわれていましたが、筋肉量が減る「サルコペニア」を起こし、生活の質を低下させたり、肝硬変や合併症の経過を悪くすることがわかりました。肝硬変でも安静にしすぎず、適度な運動をして筋肉量を維持することが重要です。

運動だけでなく、食事など生活習慣の改善をして肝臓の負担を減らすなど、できることは何でも取り組む必要があります。定期的な検診は欠かさず、自分の肝臓の状態を把握してください。

肝がんを見つけるには？

自覚症状はない。定期的な検査で早期発見

初期の肝がんは、ほぼ自覚症状がありません。肝がんのほとんどが、慢性肝炎による肝硬変から発生しています。肝炎と診断されたら、定期的な検査で肝臓の状態を把握しましょう。

▼肝がんの原因

現在、原因の多くはＢ型・Ｃ型肝炎ウイルス感染による慢性肝炎。今後、Ｃ型肝炎は減少し、NASH などＢ・Ｃ型肝炎以外による発がんが増加すると見こまれている。

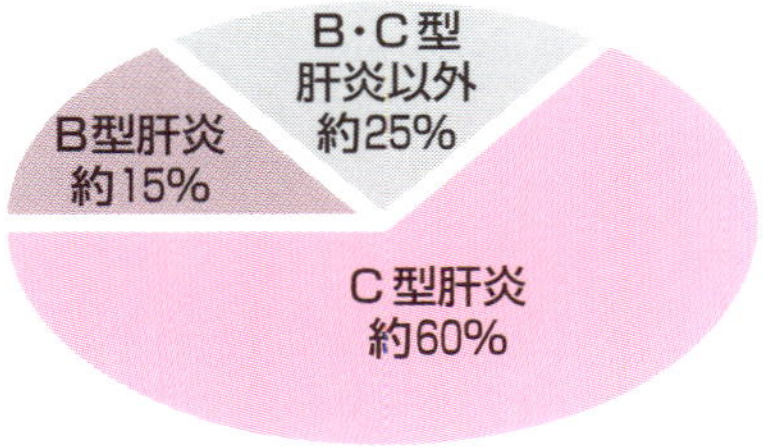

（日本肝臓学会、肝がん白書、2015 年）

肝炎から起こるがんは肝細胞がんがほとんど

肝臓のがんには、胆管の細胞ががんになるものと肝細胞ががんになるものがあります。肝炎から起こるがんは、ほぼ肝細胞がんなので、本書では「肝細胞がん」を「肝がん」として説明します。

▼肝がんの特徴

男性で高齢の人に多い

肝がんを発症する人の特徴には、高齢者、男性、糖尿病のある人、お酒を多く飲む人、肥満の人、ALT・AST 値の高い人、血小板数の少ない人などがあげられる

肝臓内にいくつでもできる

肝がんは、肝臓内で同時に複数の場所にできる場合が少なくない。がんの数と大きさで治療方法の選択肢が決まる

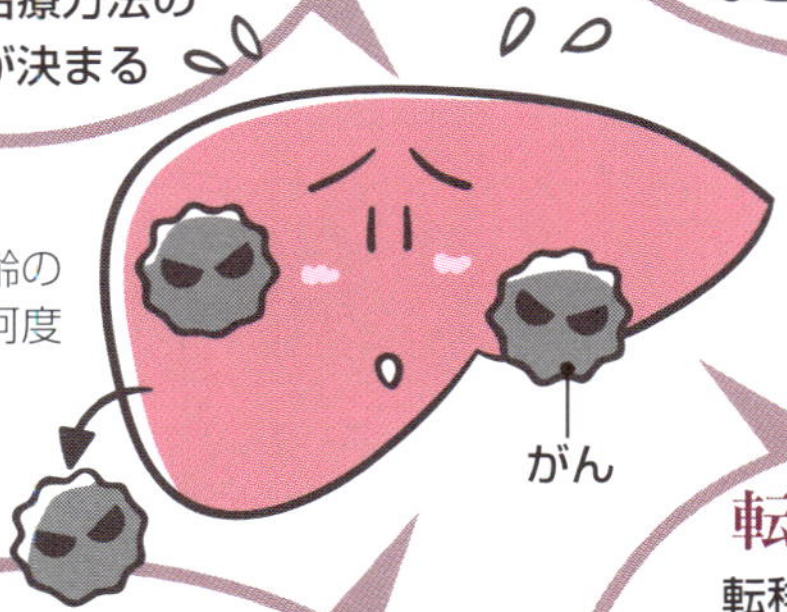

肝がんの場合、高齢の人に複数のがんが何度もできるのが特徴

転移は少ない

転移は、がん細胞が血管やリンパ管を通って別の場所で増殖すること。肝がんの場合、肺やリンパ節、骨などに転移することもあるが、可能性は低い

何度でも再発する

肝炎や肝硬変が、がんのもとになる。手術で取りきったとしても、がんのもとは残るため再発の可能性が高い
（84 ページ参照）

肝がんは肝臓病を原因に発生するがん

健康な肝臓に、肝がんができることはありません。肝がんの原因は何らかの肝臓病で、日本では約七五%がB型・C型肝炎です。

B型肝炎では非活動性キャリア(五一ページ参照)の人も、肝がん発生の可能性が残ります。慢性肝炎になったり、肝硬変に進行したりすると、さらに発がん率が高くなります。

血液検査で肝機能の数値に異常がある人や、ウイルスの感染のわかった人は、肝がんの有無を調べる検査を定期的に受けましょう。

▼肝がんの症状

初期はほとんど自覚症状がない。進行すると症状が現れ始め、最終的にがんが破裂することもある。

初期　症状なし

↓

進行すると　黄疸、腹水、肝性脳症など

がんが大きくなってほかの臓器を圧迫し始める。腹部にしこりや圧迫感、張り感、痛みがある。

↓

がんが破裂すると

激しい腹痛、冷や汗が出る、顔が青ざめる、脈が速くなる、おなかが張るなど

肝がんの特徴として、大きくなったがんが破裂することもある。腹部の激痛や、血圧の低下を引き起こす。

命の危険も

症状は進行するまでほとんどない。進行してから肝硬変のような症状が起きる

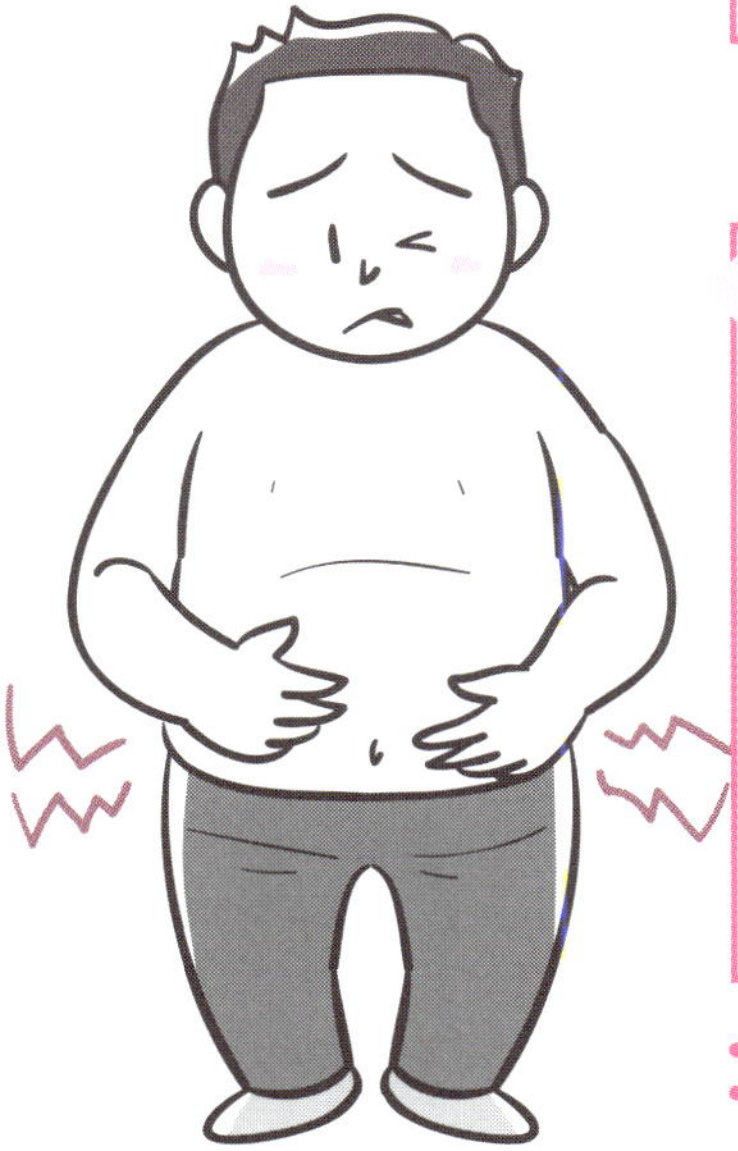

▼早期発見のために

血液検査で、がんの兆候を定期的に調べる。多くは肝機能やウイルスなどの検査と同時におこなう。

血液検査

血液を採取して、肝がんがあると増える、特有の物質の量を調べる(腫瘍マーカー検査、25ページ参照)。

＋

画像検査

腫瘍マーカー検査だけでは、早期のがんがわからない場合もある。画像検査で、よりくわしく確認する。超音波検査、CT検査、MRI検査などがある(26ページ参照)。

早期のうちに発見

治療法の選択

肝機能の状態やがんの進行度から決まる

検査で肝がんが見つかったら、治療法を選択します。がんの数、大きさ、肝臓の状態などで治療法が決まります。がんの進行度と肝機能が、治療法を決めるときの重要なポイントです。

治療法は肝機能とがんの状態で決まる

治療方法は、がんの状態で選択肢が決まります。その際に、肝臓が治療に耐えられるかどうかが問われます。肝機能が十分に残っていれば選択肢は広がります。

肝臓の障害度

肝臓がどのくらい障害されているかを確認する。検査数値からチャイルド・ピュー分類を用いて肝機能の程度を判定する（68ページ参照）。

→79ページの❶へ

がんの数と大きさ

画像検査の結果をもとに、がんの数や大きさを確認する。がんが２～３個で3cm程度までなら、治療の選択肢が広がる。

→79ページの❷❸へ

がんが転移しているかどうかも重要

まれだが、肝臓以外にがんが転移している場合もある。がん細胞が全身にある場合は、肝機能が正常なら、抗がん剤などの薬を用いて治療する。

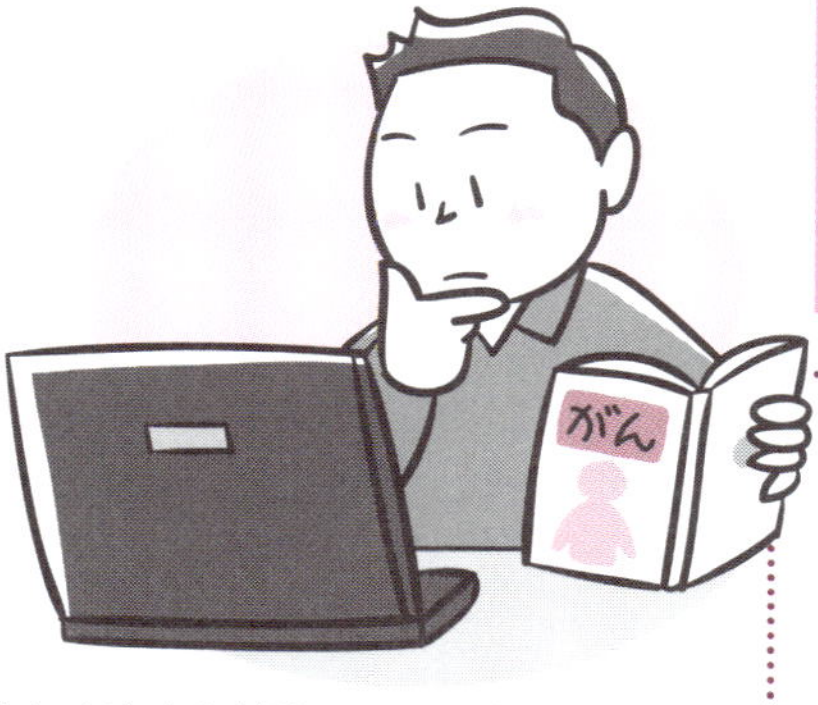

病気や治療を勉強し、不明点は医師や看護師にたずねよう。わからないことがなくなると、病気への不安も軽くなる

主治医と十分に話し合って決める

肝がんの治療法は、がんを切除する肝切除術、がんを焼き切るラジオ波焼灼《しょうしゃく》療法、がんへの栄養供給を止める肝動脈塞栓《そくせん》療法の三つが代表的です（八〇ページ参照）。化学療法、放射線療法などもあります（八二ページ参照）。肝機能に余裕がない場合は、肝移植や緩和ケアもあります。

治療法を決めるときは、検査を受けて肝臓の状態を知り、がんについての情報を十分に収集することが重要です。病状を把握して、不安や疑問を残さないようにしましょう。そのうえで、主治医とよく話し合って最適な治療法を決めてください。

▼治療の選ばれ方

肝機能の重症度によって、治療に耐えられるかどうかの判定をする。画像検査で確認したがんの数でさらに治療法を絞る。最終的にがんの大きさによって治療法を決定する。

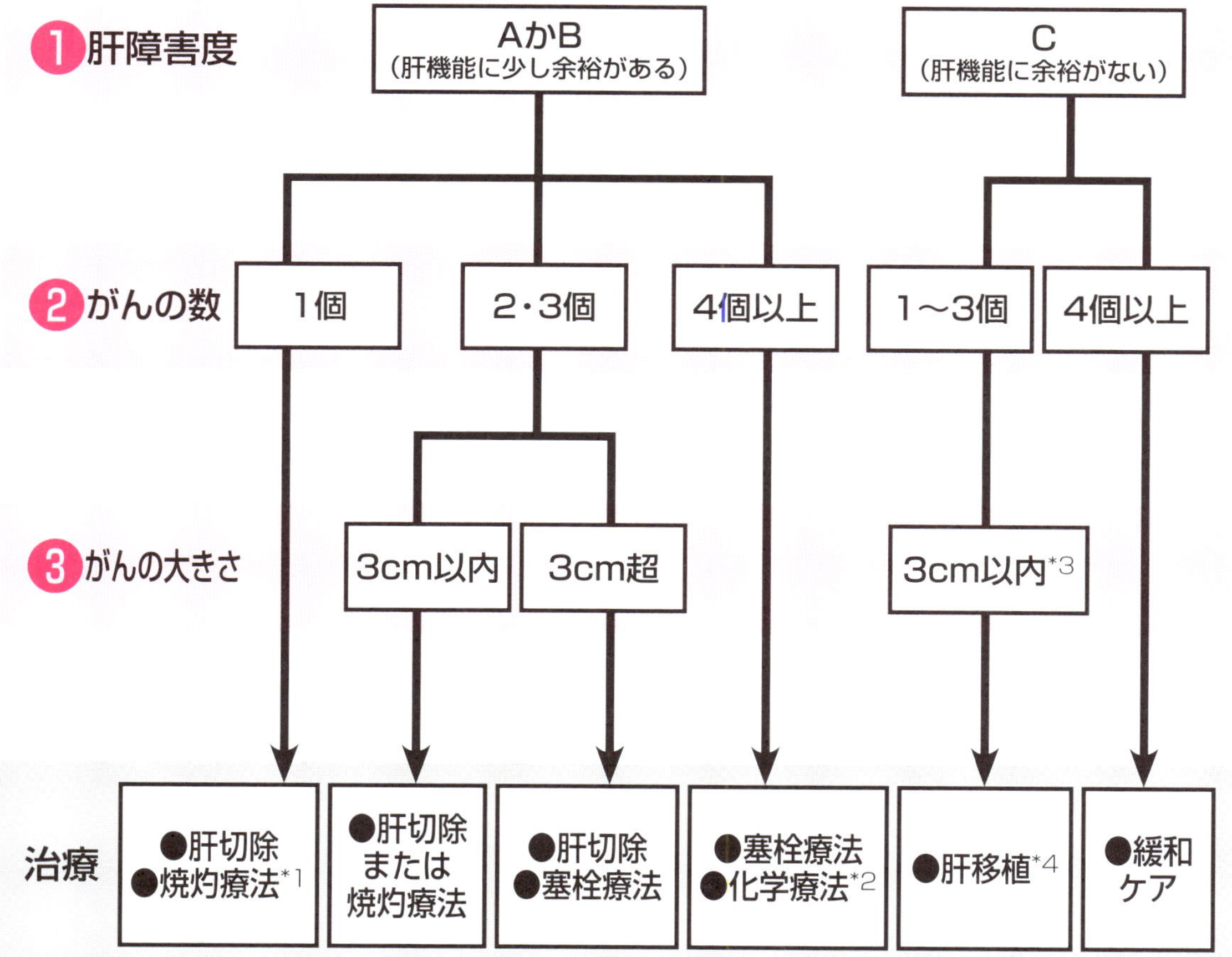

●がんが血管やリンパ管に広がっている、肝障害度 A の場合は、肝切除・化学療法・塞栓療法が選ばれることもある
●肝臓以外への転移がある、肝障害度 A の場合は、化学療法が推奨されている
*1 がんの大きさが 3cm 以内なら選択可能　*2 のみ薬や肝動脈への投与などがある
*3 がんが 1 個の場合は 5cm 以内　*4 患者さんの年齢が 65 歳以下

（日本肝臓学会・編「科学的根拠に基づく肝癌診療ガイドライン 2013 年版」金原出版より一部改変）

肝機能に余裕がある場合

がんをなくすための三つの治療法が基本

肝がんの代表的な治療法は、三つあります。ただし、それらの治療によって、周辺の肝細胞も取り除かれたり傷ついたりします。肝機能に余裕があることが、治療を受けるための必要条件です。

肝がんをしっかりとなくすための治療法

肝がんの代表的な治療には、おなかを切る手術と、おなかを切らずにおこなう方法があります。体への負担を考えて適切な方法が選ばれます。

■肝切除術

手術で、おなかを切って、がんとその周辺の肝臓組織を切除する治療法。最も確実にがんが取れるが、体への負担が大きい。

▼受けられる人

- ●がんが肝臓内のみ
- ●がんは3個以内

など

長所 ●がんを取りきれる可能性が高い

短所 ●体への負担が大きい

●術後に合併症や後遺症が起こりうる

術後に出血や胆汁の漏れ、肝不全などが起こる可能性もある

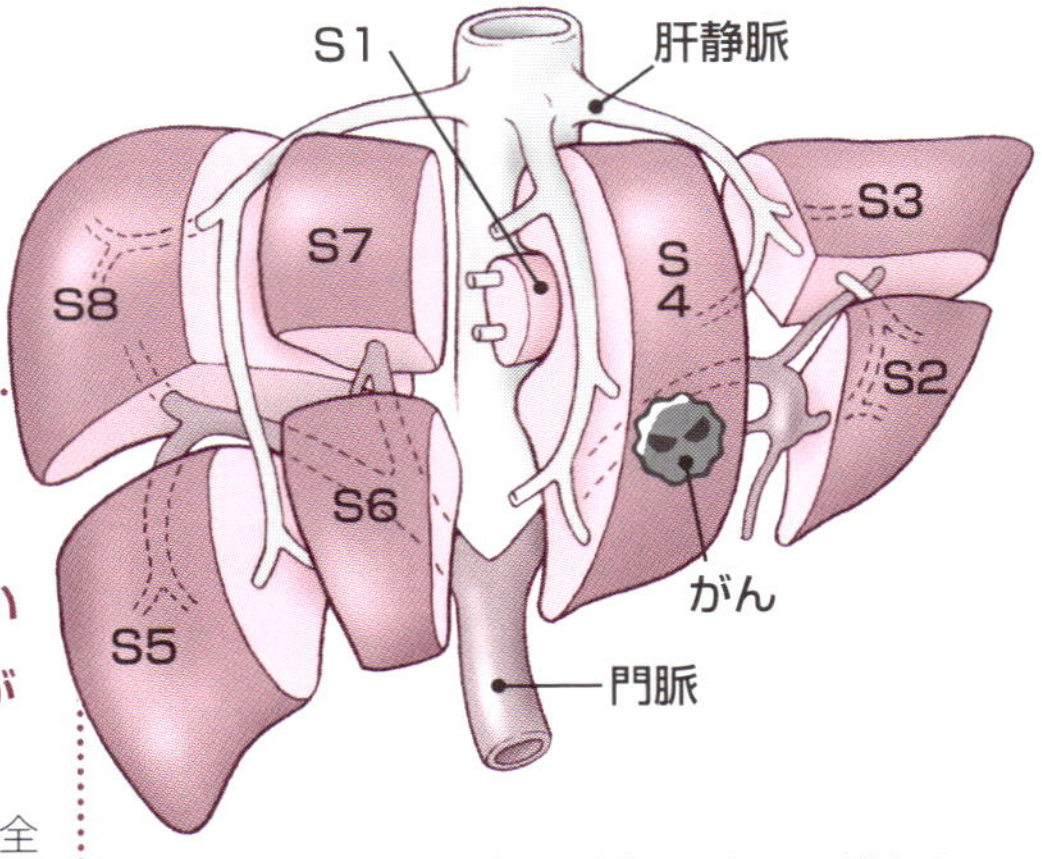

8つのブロック（肝区域）ごとに、がんのある部分を切除する。リンパ節転移はまれなので、リンパ節などの切除はしない

肝機能に余裕があれば複数回治療が受けられる

肝がんの治療は、がんといっしょに肝臓自体も障害されます。手術では広範囲に肝臓を切り取られますし、ラジオ波焼灼療法や肝動脈塞栓療法でも、がんに狙いをつけてはいますが、周囲の肝臓組織はダメージを受けます。

肝臓は本来、再生能力の高い臓器です。肝臓の機能に余裕があれば、治療後に肝臓は元の大きさに戻ることができます。

肝がんは再発率の高いがんなので、再発したときに治療を複数回受ける可能性があります。治療に耐えられるだけの肝機能があれば、これらの治療は何度でも受けられます。

■ラジオ波焼灼療法

特殊な針をがんに直接刺して通電させ、発生した高熱でがんを焼く。おなかを切らずにおこない、皮膚への局所麻酔と鎮痛剤くらいで施術時間は10～20分ほど。体への負担が小さい。

長所
- ●体への負担が小さい
- ●入院期間が短い

短所
- ●受けられる医療機関がかぎられる

負担は小さいが、大出血や胆管の閉塞などが起こりうるため、経験豊富な医師のもとで受けたい

局所麻酔をかけ、超音波でがんの位置を確認しながらおこなう

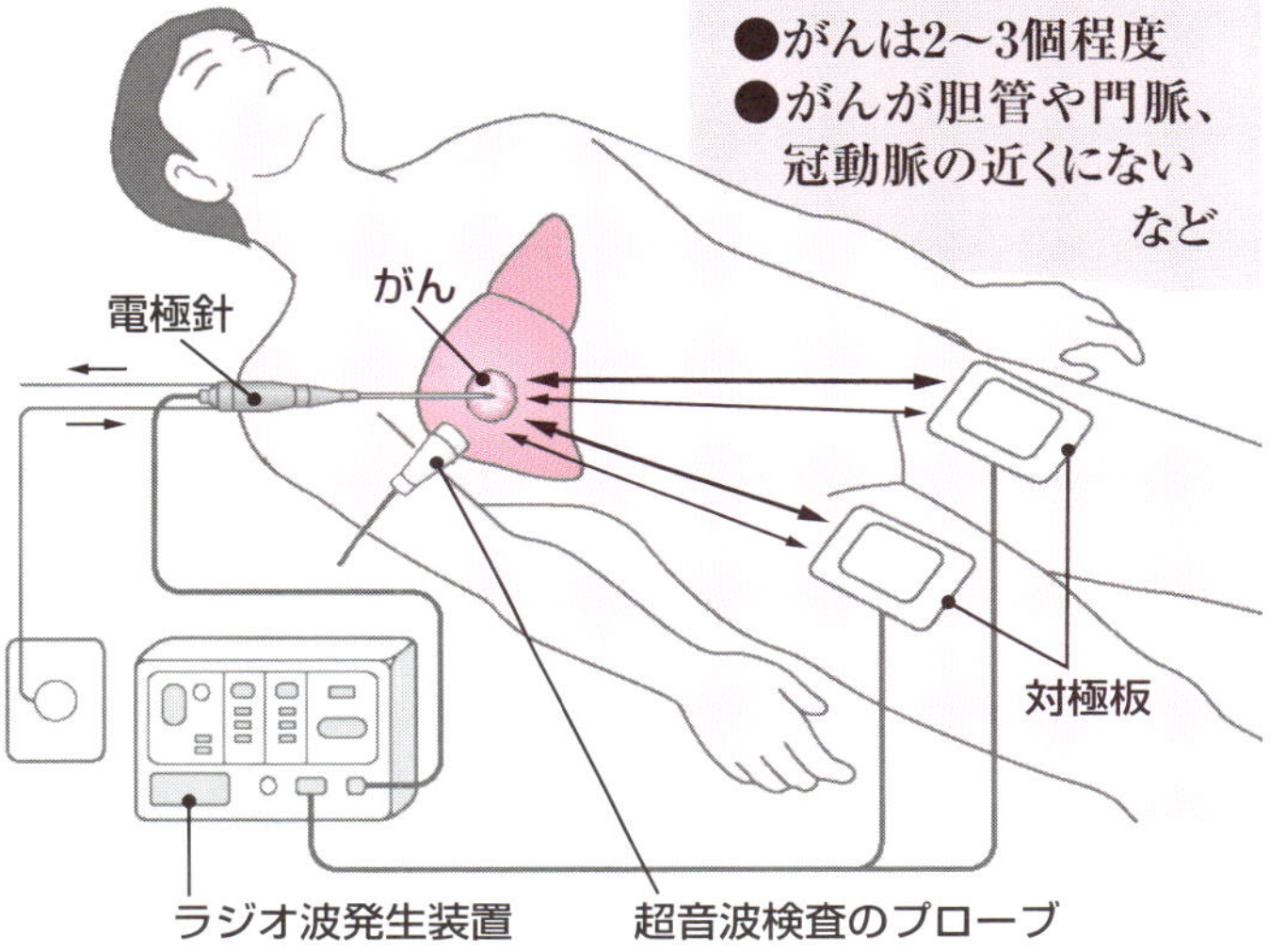

▼受けられる人
- ●がんが3cm以内
- ●がんは2～3個程度
- ●がんが胆管や門脈、冠動脈の近くにない

など

■肝動脈塞栓療法

がんに栄養を運んでいる血管を塞ぐ治療法。がんは肝動脈からしか栄養を得られない。がんにつながる肝動脈を人工的に詰まらせて、がんを壊死させる。

1 がんの近くの肝動脈までカテーテルを入れる

肝がんに取りこまれやすい造影剤に、抗がん剤を混ぜて注入する

2 がんの近くで塞栓物質を入れて血管を塞ぐ

カテーテルを通じて、ゼラチンスポンジという塞栓物質を入れて肝動脈を塞ぐ

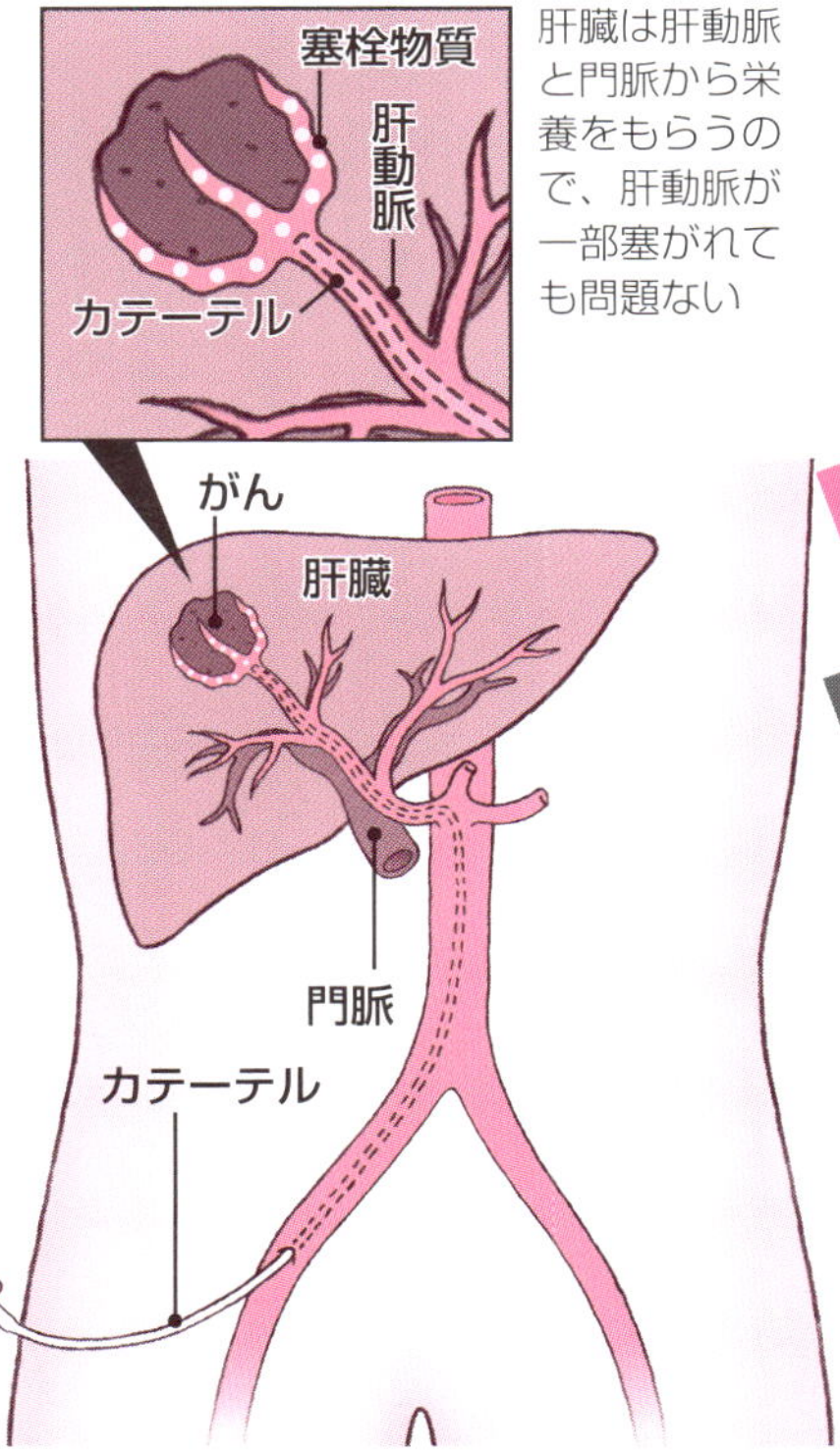

肝臓は肝動脈と門脈から栄養をもらうので、肝動脈が一部塞がれても問題ない

▼受けられる人
- ●がんが4個以上
- ●がんが3cm超

など

長所
- ●ほかの治療法ができない場合にも可能

短所
- ●ほかの治療法ほど効果が高くない

術後に、肝機能が低下する可能性もある

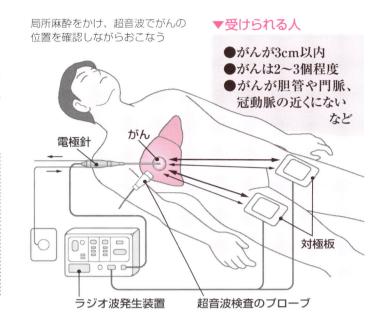

転移がある・がんが多い場合

抗がん剤や分子標的薬でがんを抑える

ほかの臓器に転移がある場合や、肝臓内のがんが多い場合は、抗がん剤や分子標的薬を使った治療をおこないます。近年、がんを効果的に抑えこむ治療法や薬が開発されています。

がんにより効くように工夫されている

抗がん剤治療は、正常な細胞にも影響があるため、副作用が強く現れます。近年は、がん細胞にだけ作用させる方法や薬で効果的にがんの進行を抑えこむことができます。

■肝動注化学療法

肝動脈塞栓療法（81ページ参照）に似た方法で、抗がん剤のみをがんに注入する。1回だけ注入する方法と、器具を埋めこんで継続的に注入する方法がある。

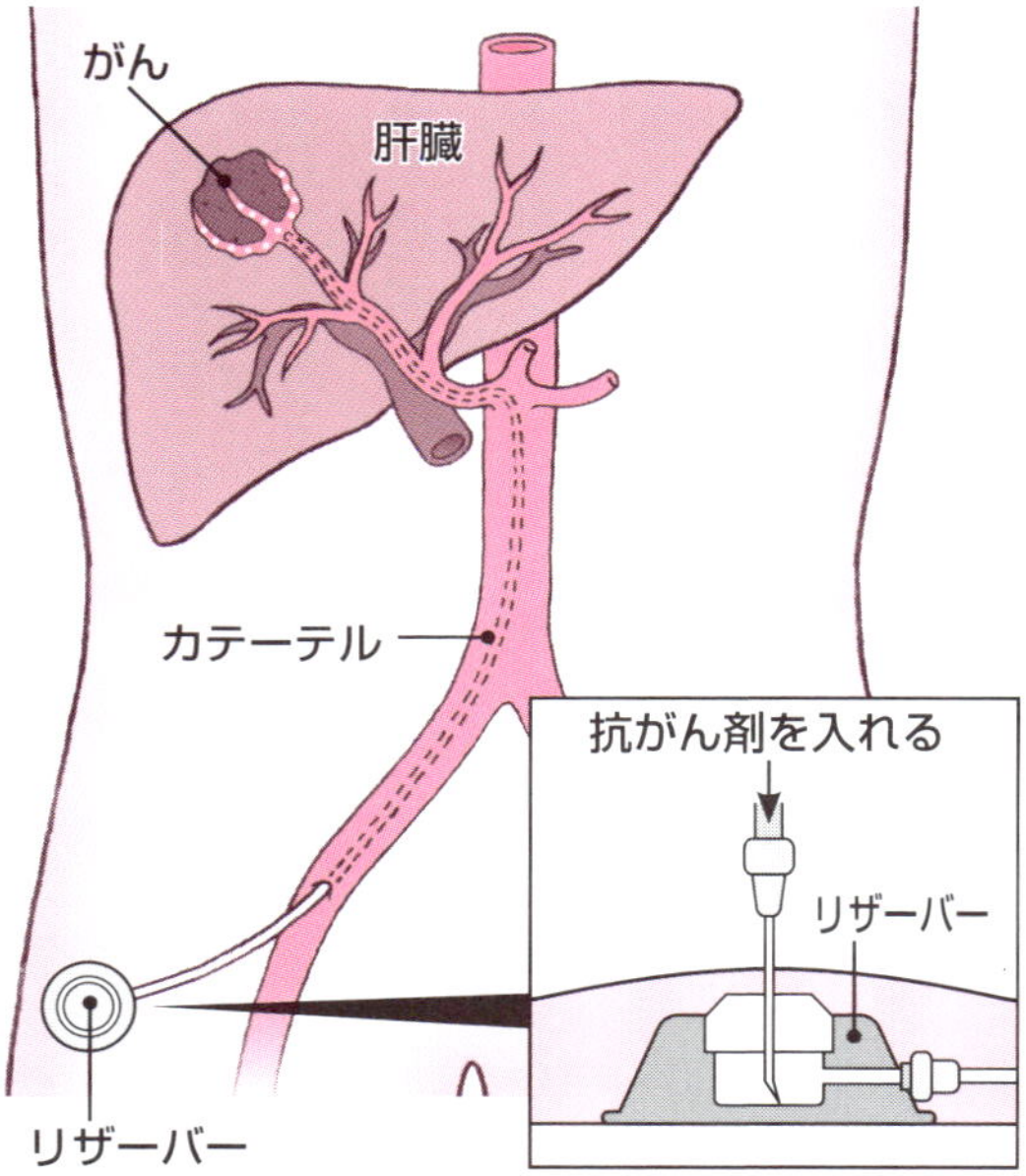

1 入院して器具を入れる

皮下にカテーテルに薬を送る器具（リザーバー）を埋めこむ

2 通院で抗がん剤を入れる

リザーバーから抗がん剤を注入するだけなので、通院で治療を継続することができる

肝動脈塞栓療法と似た方法。リザーバーは皮膚の下に埋めこみ、抗がん剤は皮膚の上から針を刺して入れる

■分子標的薬（ソラフェニブ）

1回2錠、1日2回服用

がん細胞が暴走して増える原因となる、信号の伝達を薬で遮断したり、がんが新しい血管をつくるのを阻害したりすることで、がん細胞の増殖を抑えこむ。のみ薬で処方される。

皮膚が赤くなりむける症状が半数の人に現れる

服用している人の半数に、服用開始１～２週間ごろから手足が赤く腫れる、水疱《すいほう》やひび割れができる、皮がむけるなどの症状が現れる。保湿クリームで皮膚の角質化を防ぐなど、スキンケアでの対策が重要。

転移のおそれがあるときや肝臓内にがんが多くできたとき

肝がんの治療には、抗がん剤などを使った化学療法や、放射線療法もあります。

転移がある場合は、化学療法をおこないます。抗がん剤は今あるがんを小さくし、分子標的薬はがんの悪性度を弱めて今後のがんの広がりを防ぎます。目的が異なるので、理解しておきましょう。

放射線療法は、がんが多くても肝臓内にかぎられる場合におこなわれます。従来のもののほか、「粒子線治療（八六ページ参照）」もあります。がんが大きすぎたり難しい場所にあったりして、手術ができない場合にも有効です。

■そのほかの方法

肝移植

ほかに治療法がなく、何もしなければ余命 1 年以内と診断された人が対象。日本では健康な人の肝臓の一部を移植する「生体肝移植」がおこなわれている

放射線療法

従来の放射線治療は、がん以外の部分にも影響を与えるが、重粒子線や陽子線を利用した治療法はがんだけに照射できる。高度先進医療で健康保険適用外なので治療費が高額になる（86 ページ参照）

緩和ケア

がんが原因で起こる、痛みや腹水などの症状を和らげる。がんを取り除くのではなく、生活の質を高めるための治療。末期がんの治療というイメージがあるが、早期でも必要があれば受けられる

とても効果の高い免疫療法が開発された

がん細胞は免疫の攻撃にブレーキをかけていることが、最近わかってきました。がんの表面の物質ＰＤ-Ｌ１が、免疫細胞のＰＤ-１と結びつくとがんへの攻撃がストップします。

この結びつきを妨げる「免疫チェックポイント阻害剤」を使った治療法が開発されています。肝がんへの効果も期待されます。

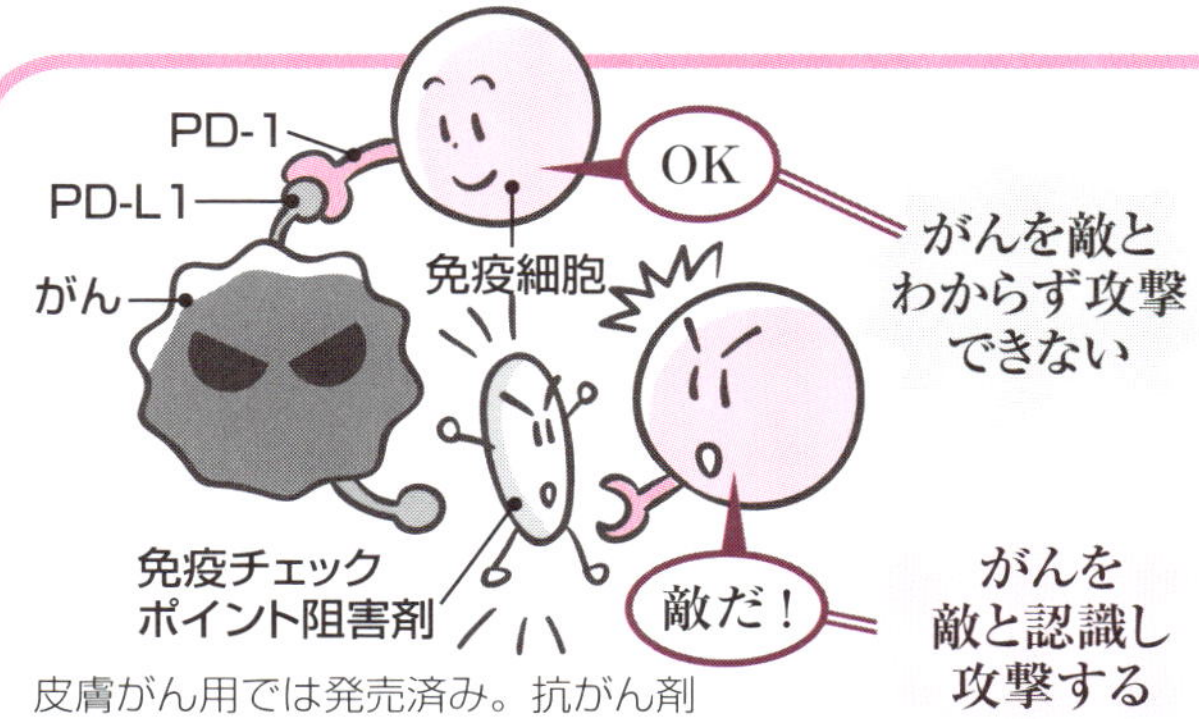
PD-1
PD-L1
がん
免疫細胞
OK
がんを敵とわからず攻撃できない
免疫チェックポイント阻害剤
敵だ！
がんを敵と認識し攻撃する

皮膚がん用では発売済み。抗がん剤と違って副作用も少ない見こみ

肝硬変・肝がんと付き合う

再発しやすい病気と考えて根気よく治療する

肝炎が治まらなければ、肝硬変への進行の不安がなくなりません。肝がんは再発しやすいがんです。いずれも、治療には長い期間がかかるので、根気よく付き合いましょう。

再発率は低くないが再発しても治療できる

肝がんは、手術で完全に取りきっても、新しいがんが再発することが多い。再発の多くは治療後2～3年以内に起こるが、肝機能が維持できていれば何度でも治療できる。

定期検診を受けて再発を早期に見つけよう

通常、がんは治療後５年たって再発しなければ治ったと判断されますが、肝がんは10年以上たっても再発します。肝炎の定期検診とともにがんの定期検診を受け続けて、再発や早期発見を心がけましょう。

定期検診による早期発見が重要

定期検診は3～6ヵ月に1回

肝臓は、もともと肝炎でダメージを受けたり肝硬変という状態が残ったりするため、いつがんが再発してもおかしくない状態。肝臓の状態に合わせて、定期的に検診を受ける。

●血液検査 （AFP、PIVKA-Ⅱなど）→25 ページ参照
●画像検査 （超音波、CT など）→26 ページ参照

気持ちが落ちこむときは誰かに相談しよう

肝がんは再発が多く、何度も治療を受けることになる。再発すると、治療の大変さを思って精神的に落ちこむこともある。そんなときは医師や身近な人に相談しよう。

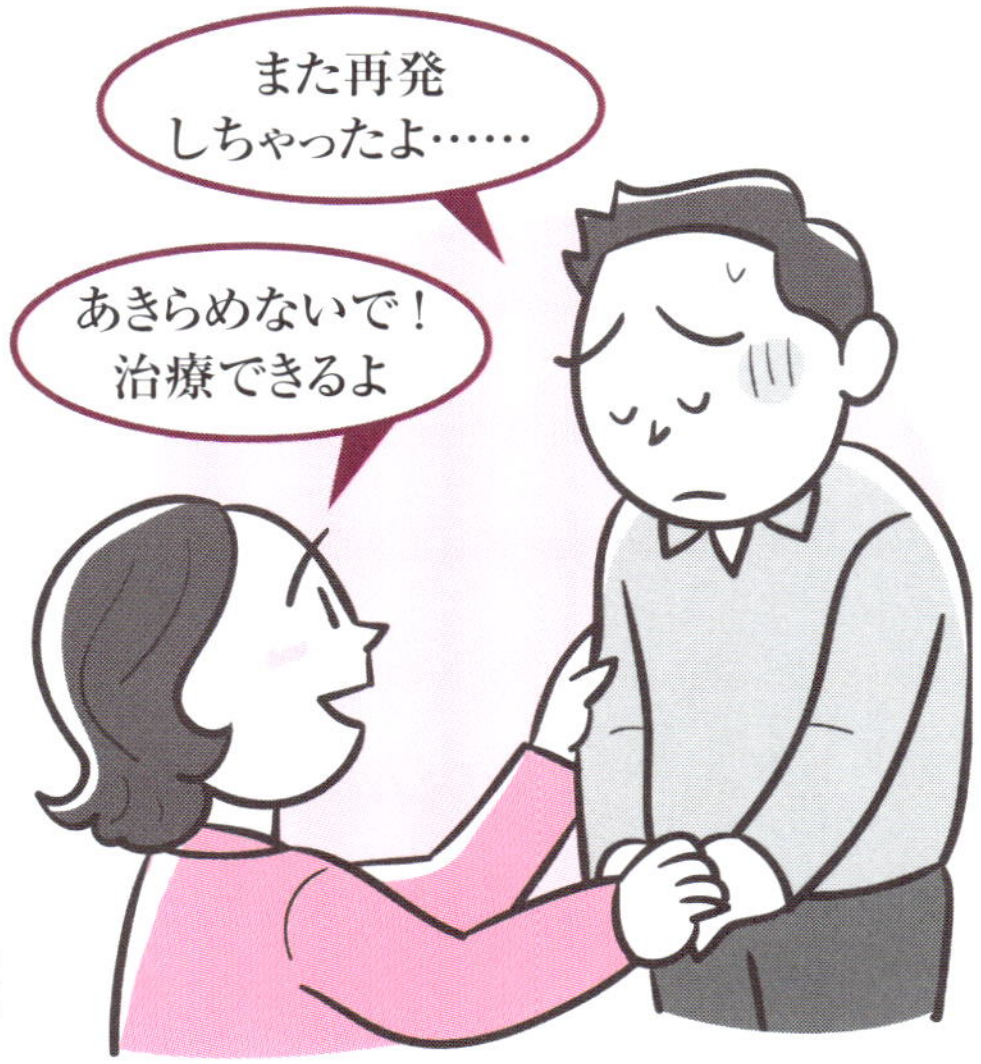

また再発しちゃったよ……
あきらめないで！治療できるよ

話をするだけでも、すっきりする。悩みや不安は抱えこまず、だれかに打ち明けよう

肝機能の状態に合わせて生活する

自覚症状がなく、肝機能が保たれている場合は特に気をつけることはない。肝硬変など肝機能が失われている場合は、肝臓の負担のないように生活する。

肝硬変でも、病気をコントロールしてよい状態を保てば、生活に制限は少ない。趣味などの楽しみをもって生活しよう

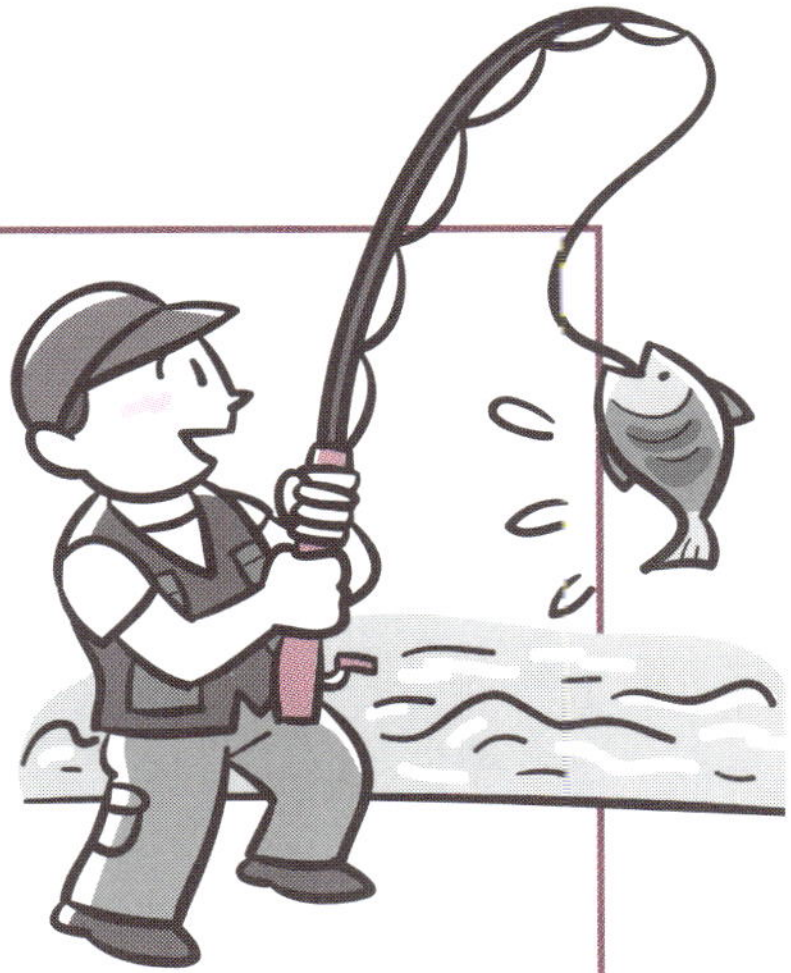

肝機能を維持してQOLを高める

バランスのとれた食事と、質のよい睡眠をとり、なるべくストレスのない生活を送りましょう。治療などで体調の悪いときは無理をせずに、周囲に協力してもらいます。肝機能の維持が、QOLを保つことにつながります。

たとえ再発しても同じ治療が受けられる

肝がんは、ほかの部位のがんより再発の多いがんです。しかし治療方法はさまざまで、早期発見なら体への負担を最小限にした治療を選ぶこともできます。

再発したときも、条件が合えば前回と同じ治療を受けることができます。新しい治療法を加えてがんの根治を目指すことも可能です。

肝がんの治療では、肝炎や肝硬変が治るわけではありません。肝がんの治療が終わったら、肝炎や肝硬変の治療を受けて根治を目指してください。がんや肝硬変は、長く付き合う気持ちで治療しましょう。

体調の変化があるときは、すぐに専門医へ

ふだんと違って体調が優れない場合や、急にひどくなった場合は、専門医に連絡してすぐに受診する。

変化の例

- 熱が下がらない（37.5°C以上）、食欲がない、疲れやすい
- おなかが張って苦しい、息苦しい
- 手指が震える、足元がふらつく
- 頭がボーッとする、眠りがちになる

肝機能を低下させない生活を送る

栄養素が不足しないように食事に注意する。筋肉が落ちないよう、適度な運動を心がける。がんなどの治療後は、体力の回復に合わせて運動量を増やしていく。

食事（75ページ参照）

- 栄養をバランスよくとる
- エネルギーは適正量にする

運動（74ページ参照）

- 体力の回復に合わせて、運動量を増やす

COLUMN

粒子線治療は肝がんに大きな効果が期待できる

条件がかぎられる。受けられるのは一回だけ

粒子線治療は、放射線療法の一種で、陽子線治療と重粒子線治療があります。一般的な放射線療法は、エックス線やガンマ線を照射するもので、がん以外の細胞へのダメージがあります。粒子線治療は、がんに集中的に粒子線を照射して、がん細胞だけにダメージを与えることができます。

長所は、痛みや副作用が少なく、がんが小さければ根治も可能であることです。短所は、費用が数百万円と高額であり、受けられる医療施設がかぎられること（全国で十数ヵ所）などがあります。

ほかの治療法と違って、一度粒子線治療を受けたことのある人は、再発しても粒子線治療を再度受けることができません。ほかの治療を受けられない場合などに、担当医とよく相談し、最終的な方法として検討しましょう。

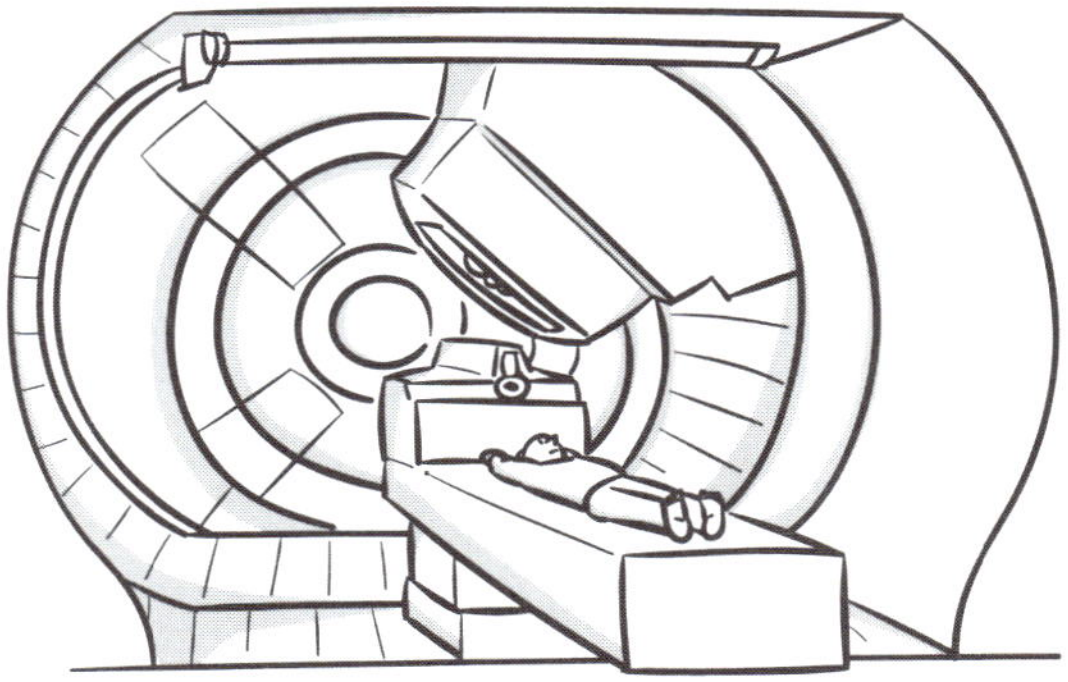

治療前に、体に合った固定具を作製したり、目印をがんの周りに埋めこむ。照射中は体を動かすことができない

方法*1

- 1回30分程度
- 1日1回、週2〜5回

副作用

- 皮膚炎
- 胃腸の潰瘍《かいよう》や出血

がんが肝臓の表面や、胃や腸に近い場合は、副作用が起こりうる

一般的な適応*2

- 肝機能が中等度以上（チャイルド・ピュー分類でAかB）
- がんが肝臓内のみ、消化管に接していない、大きさが10〜15cm以下、転移がない
- 腹水や肝不全がない

肝がんは転移がまれなので、治療を受ければ効果が出る場合も多い

*1 医療機関やがんの部位、大きさにより異なる

*2 医療機関によって適応が異なる。治療を受けたい場合は各医療機関に確認を

5

肝臓をいたわる生活のポイント

肝臓は、多少傷ついても、黙々と働き続けます。
傷んだ肝臓に負担をかけないために、食事や生活を工夫しましょう。
また、かかりつけ医と専門医を適切に利用することで、
肝炎を確実に治療できます。
症状がなくても「自分で肝炎を治す」という意識をもって、
治療に臨みましょう。

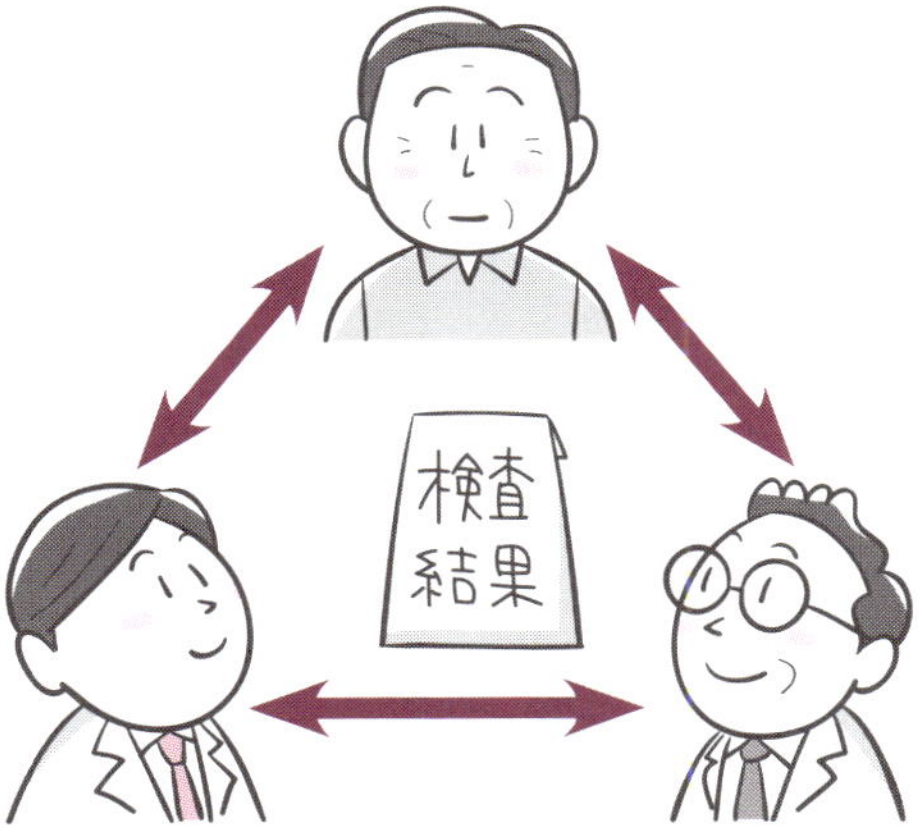

肝臓の働き

化学工場として体内の環境を一定に保つ

肝臓は、食事でとった栄養素を使いやすくつくり変えたり、有害物質を無害化したりする臓器です。体に占める割合も大きく、まさに工場のような存在感があります。

肝臓の位置

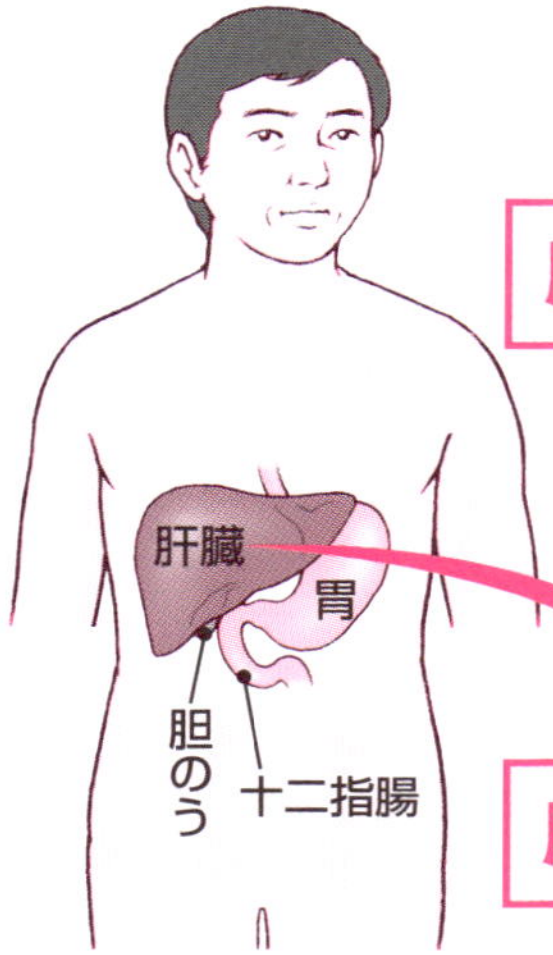
肝臓
胃
胆のう
十二指腸

肝臓はみぞおちの右側にあり、周囲には胃や胆のうがある

24時間働き続ける人体最大の臓器

肝臓は、人の体のなかで最も大きい臓器の一つで、その重さは体重の50分の1にもなります。物質の合成や分解のほか、不要なものを処分する焼却炉の役目も果たして働き続けます。

肝臓の構造

肝臓は、肝細胞からなる「肝小葉」が、たくさん集まった臓器。肝小葉は、小さな六角柱が規則正しく並んだ構造

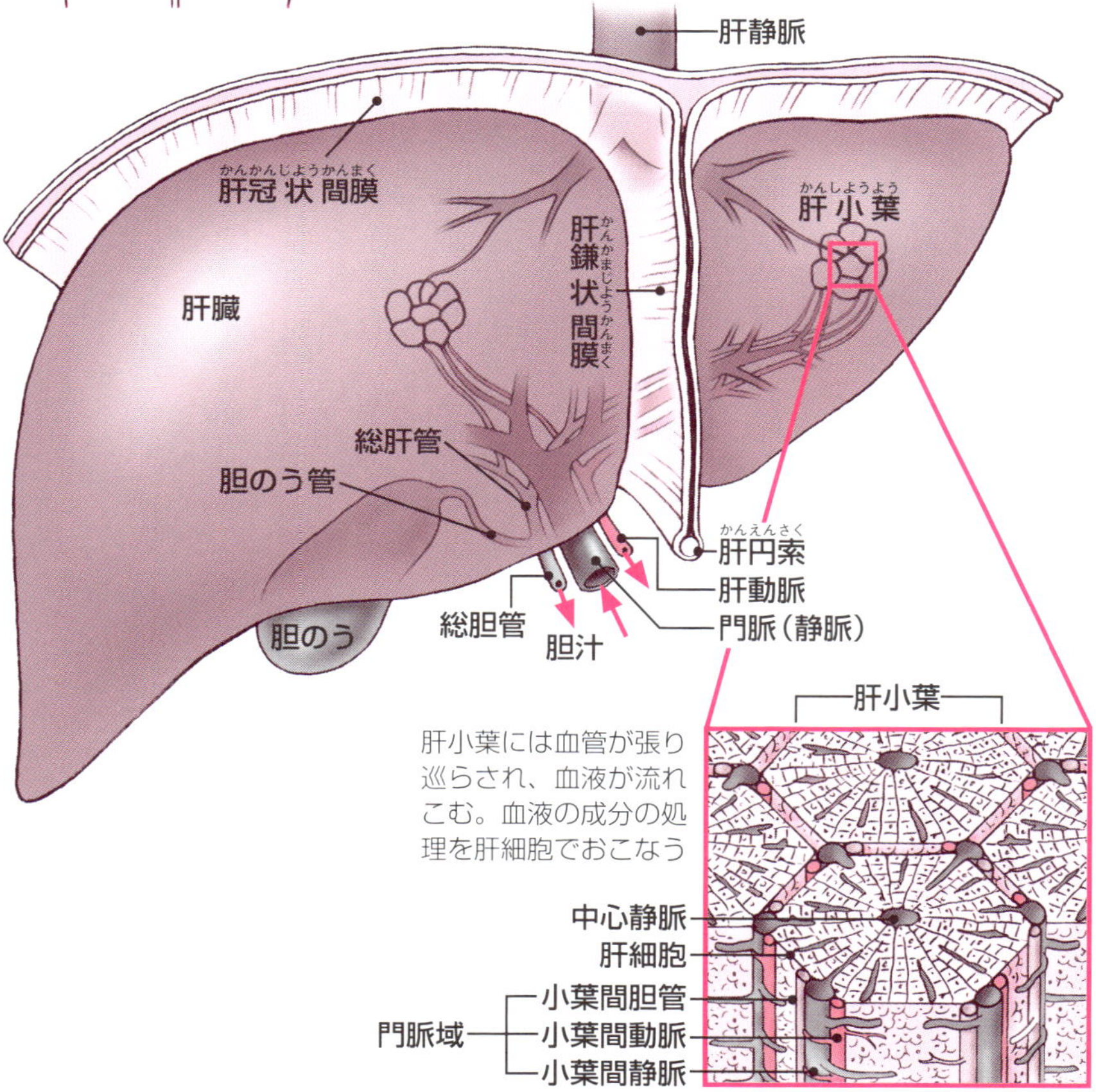
肝静脈
肝冠状間膜《かんかんじょうかんまく》
肝臓
肝鎌状間膜《かんかましょうかんまく》
肝小葉《かんしようよう》
総肝管
胆のう管
肝円索《かんえんさく》
肝動脈
門脈（静脈）
総胆管
胆汁
胆のう
肝小葉
肝小葉には血管が張り巡らされ、血液が流れこむ。血液の成分の処理を肝細胞でおこなう
中心静脈
肝細胞
門脈域
小葉間胆管
小葉間動脈
小葉間静脈

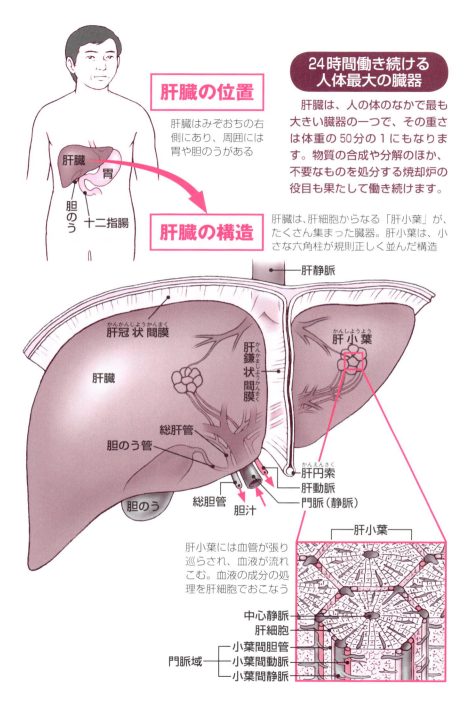

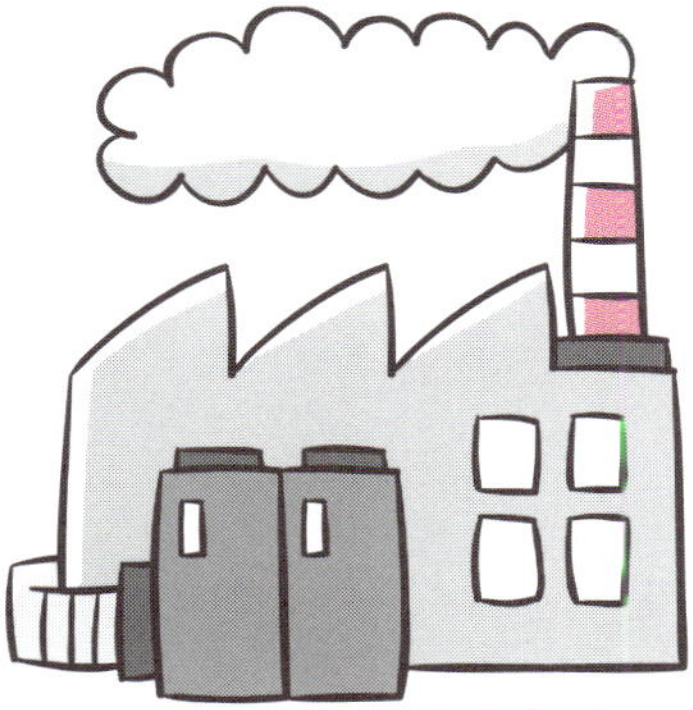

肝臓の働き

必要な栄養素を合成したり分解したりする。まさに化学工場の働きをする

代謝

栄養素の分解・合成をし蓄える

代謝とは、食事でとった栄養素を体内で使いやすい物質に変えること。必要に応じて分解したり合成したりする。すぐに使わない分は肝臓内などに蓄える。

●ブドウ糖⇔グリコーゲン
●アミノ酸⇔各種たんぱく

解毒・免疫

アルコールや薬を分解し、異物を排除する

体に有害な成分や老廃物などを、無害な物質や水に溶けやすい形に変え、尿などとともに体外に出す。「免疫細胞」が多数いて、栄養素とともに体内に入った異物を排除する。

●アルコール→酢酸《さくさん》
●アンモニア→尿素窒素

循環

血液量を調節し、体温を維持する

絶えず大量の血液が流れこむため、肝臓は赤褐色をしている。体調に応じて血液量を調節して、適正な体温を保つ。

分泌・排泄

消化液の分泌とともに不要なものを排泄する

「胆汁」をつくり、脂肪の消化・吸収を助ける。コレステロールや血中の老廃物であるビリルビンは、肝臓で代謝して胆のうに送られ、胆汁中に排泄される。

●胆汁→ビリルビンとコレステロールの排泄

体に必要なものを合成し、不要なものを分解する

食物は、口を通って胃で小さくされ、小腸から栄養素として吸収されます。栄養素が全身に送られる前に、到着するのが肝臓です。

栄養素はそのままでは使いにくいため、肝臓が必要な分だけ有効な形に合成して体内に送り、不要な分は肝臓内にためます。

ほかにも、肝臓は多くの大切な役割をもち、私たちが寝ているあいだも休みなく働いています。肝臓が障害されると、全身に大きな影響が出てしまいます。

肝臓の再生力

病気や悪化が現れにくい「沈黙の臓器」

多少の障害では自覚症状が現れにくいため、肝臓は「沈黙の臓器」と呼ばれています。高い予備力と再生力によるものですが、病気に気づくのが遅れてしまうことがあります。

高い予備力と再生力をもつ

肝臓は本来、丈夫な臓器です。生命の維持に必要な働きをいくつもおこなっているため、障害されても障害された部分を補い再生する能力があります。

脂肪・感染

脂肪の沈着やウイルスの感染など

脂肪の沈着や肝炎ウイルスの感染で、炎症が起きたり肝臓が障害されたりする。症状が出にくく、病気に気づかない人が多い。

症状はない

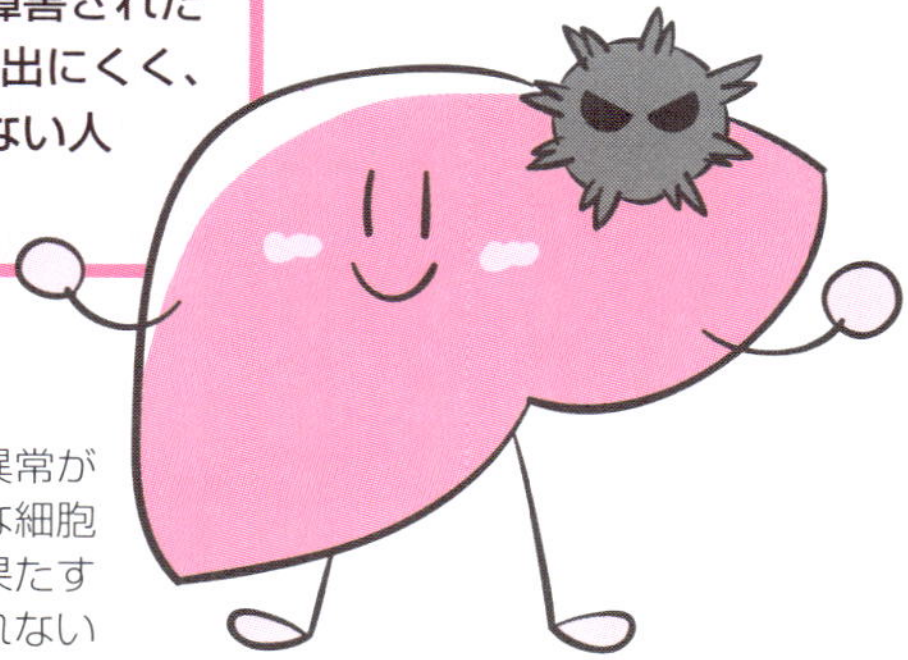

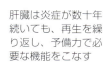

一部の肝細胞に異常が起きても、正常な細胞が必要な仕事を果たすため、症状は現れない

なぜなら……

再生力　肝臓は再生能力が高い。半分以上を切り取っても、元の大きさに戻ることができる。ただし、何度でも再生できるわけではなく、長く障害と再生を繰り返すと正常な再生ができなくなる。

予備力　もともと大きな臓器であり、少し障害されたくらいなら、ほかの正常な部分が働きをまっとうする。健康な肝臓なら3分の1程度で、体に必要な機能を十分に果たすことができる。

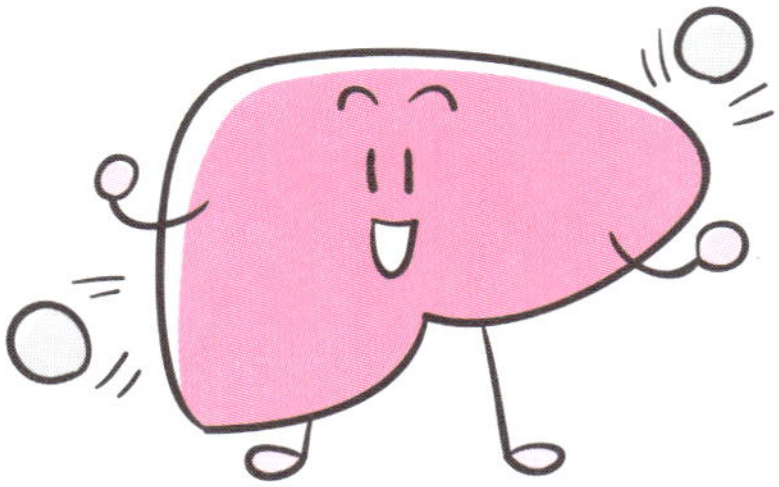

肝臓は炎症が数十年続いても、再生を繰り返し、予備力で必要な機能をこなす

傷つけられても多少なら再生する力をもつ

肝臓は、障害されても気づかないうちに修復して治すため「沈黙の臓器」といわれます。脂肪がたまったりウイルスに感染したりしても、それだけで症状を引き起こすことは、あまりありません。

しかし、軽い炎症が慢性的に続くようになると、肝細胞が障害と再生を繰り返し、やがて線維化して肝臓の機能が損なわれます。

それでも、線維化した部分が多くなければ、自覚症状もなく過ごせます。症状が現れるのは、再生が追いつかなくなるほどの重症になってからです。

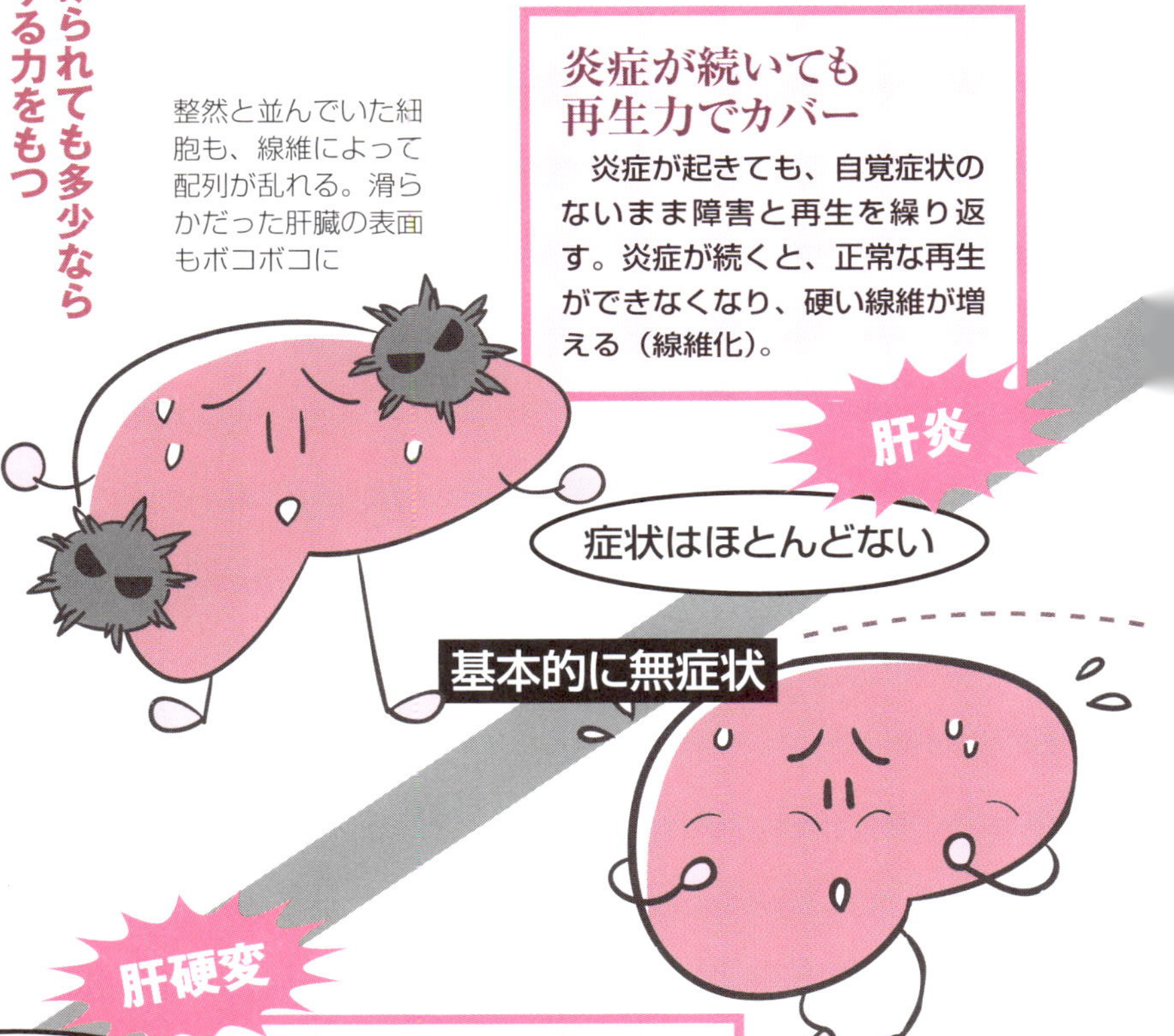

炎症が続いても再生力でカバー
炎症が起きても、自覚症状のないまま障害と再生を繰り返す。炎症が続くと、正常な再生ができなくなり、硬い線維が増える（線維化）。
整然と並んでいた細胞も、線維によって配列が乱れる。滑らかだった肝臓の表面もボコボコに
肝炎
症状はほとんどない
基本的に無症状

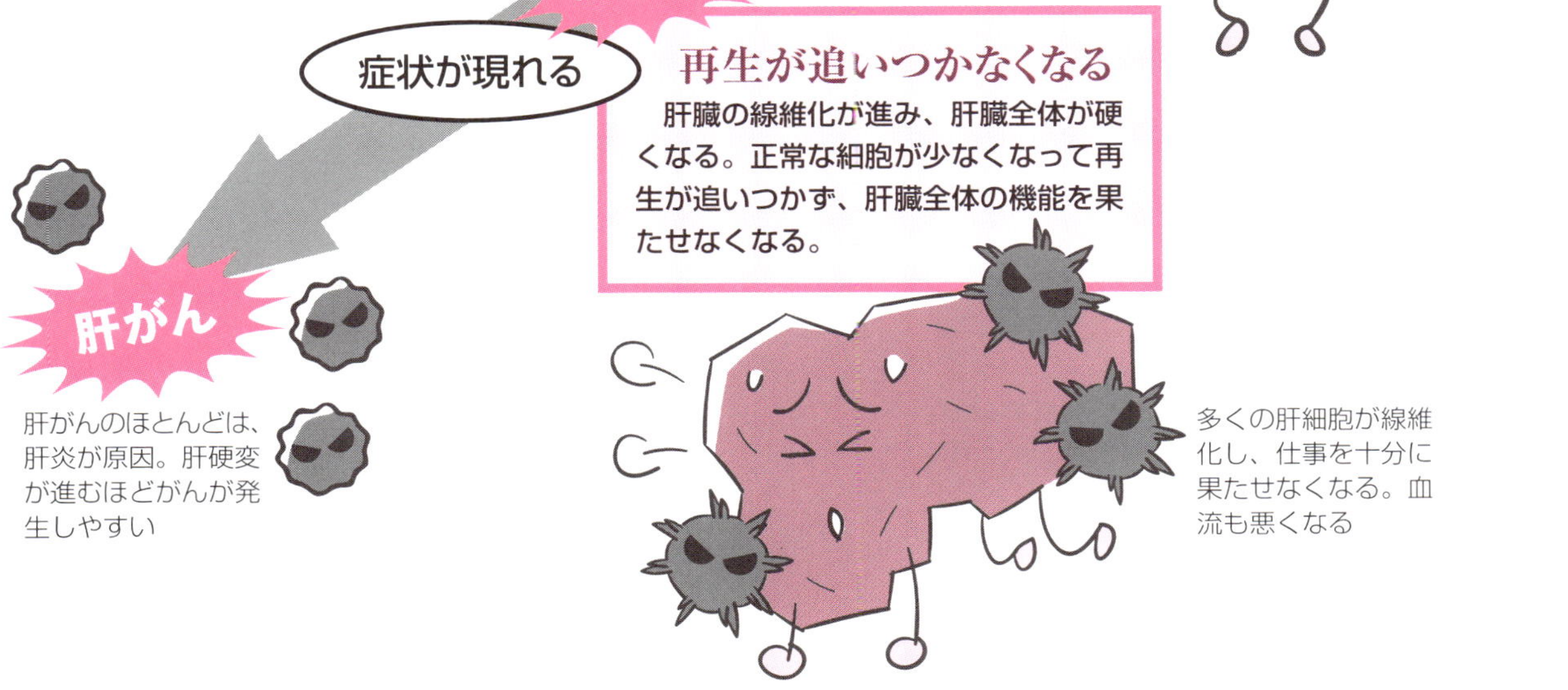

肝硬変
症状が現れる
再生が追いつかなくなる
肝臓の線維化が進み、肝臓全体が硬くなる。正常な細胞が少なくなって再生が追いつかず、肝臓全体の機能を果たせなくなる。
多くの肝細胞が線維化し、仕事を十分に果たせなくなる。血流も悪くなる
肝がん
肝がんのほとんどは、肝炎が原因。肝硬変が進むほどがんが発生しやすい

食事・運動

肝臓の負担を減らし働きを助ける

症状が少なく、大丈夫だと思っていても、弱った肝臓はダメージを受けています。無口な臓器だからこそ、あまり負担をかけないようにしましょう。

肝臓によけいな負担をかけないようにする

肝臓は、栄養の代謝が主な仕事です。食べすぎたり飲みすぎたり、間食をとったりすると、負担がかかってしまいます。三食を規則正しく、適量をバランスよくとることで、肝臓への負担を減らすことができます。

筋肉は「第二の肝臓」ともいわれ、代謝や解毒もおこなっています。筋肉を維持することで、肝臓を助けます。

食事に気をつけて、運動を生活のなかに取り入れ、毎日を規則正しく過ごしましょう。

筋肉は第2の肝臓。運動で筋力を維持

筋肉は、肝臓と同じく糖質を蓄えたり代謝したりします。体のなかの有害物質の解毒もおこなうので、医師に止められていなければ、積極的に運動して筋肉を増やしましょう。

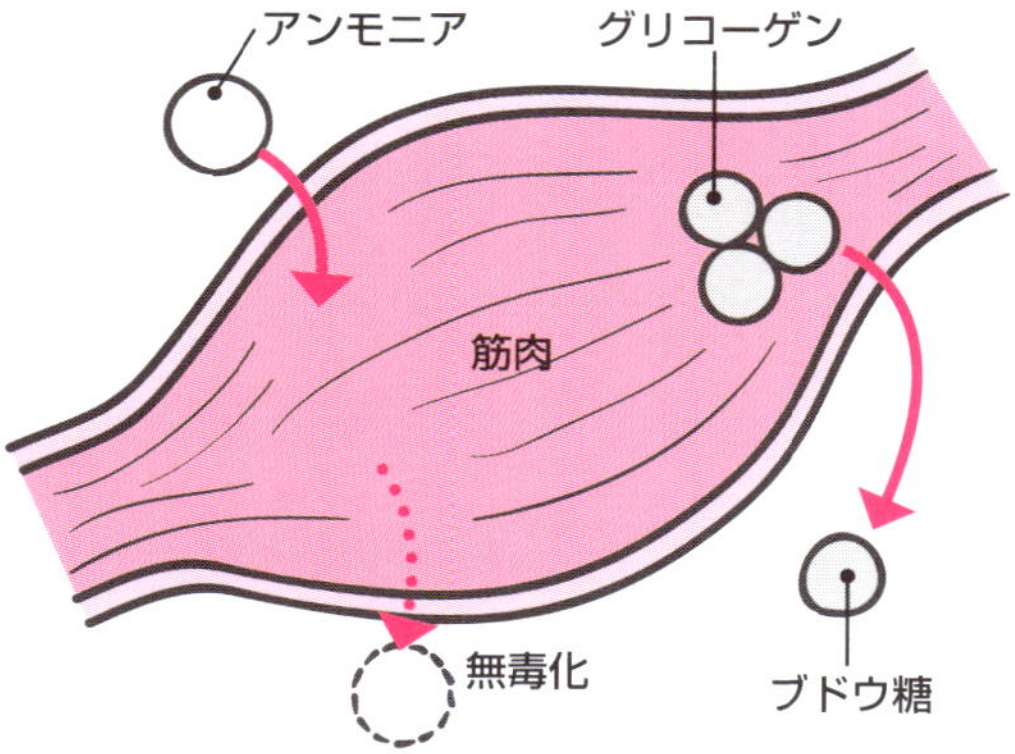

解毒

筋肉を動かすときに、体内の老廃物であるアンモニアを取りこんで、無毒化する

代謝

筋肉を動かすエネルギー源として、筋肉中のグリコーゲンが、ブドウ糖に分解される

↓

肝臓の働きを助けるために

↓

筋肉を運動で維持

肝機能が低下している人こそ運動が必要

肝機能が低下すると、筋肉量が落ちる「サルコペニア（74ページ参照）」になりやすい。肝臓を助ける意味でも、日ごろから運動をして筋肉量を維持する必要がある。

食べすぎは負担になる。バランスのとれた食事を

食べすぎは肝臓の負担になります。いずれの栄養素もとりすぎは禁物です。適正エネルギー量を守ってバランスのよい食事を心がけましょう。肝機能が低下している人は禁酒が基本です。

主食

糖質は適量とる

- 玄米
- 胚芽パン　など

消化するとすぐにエネルギーとして使えて即効性がある。食べすぎると脂質として体にたくわえられ、肥満のもとになる。

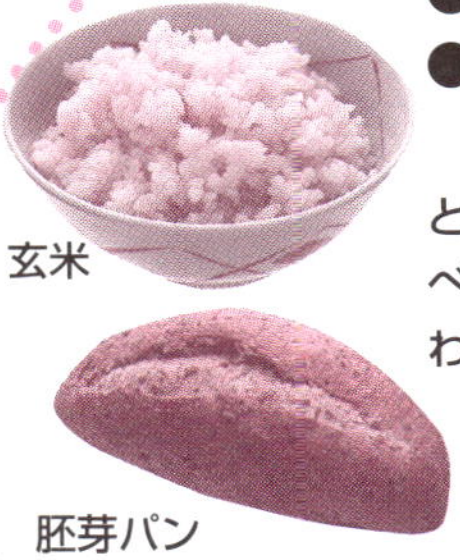

玄米
胚芽パン

玄米や胚芽パンなら、食物繊維もとれる

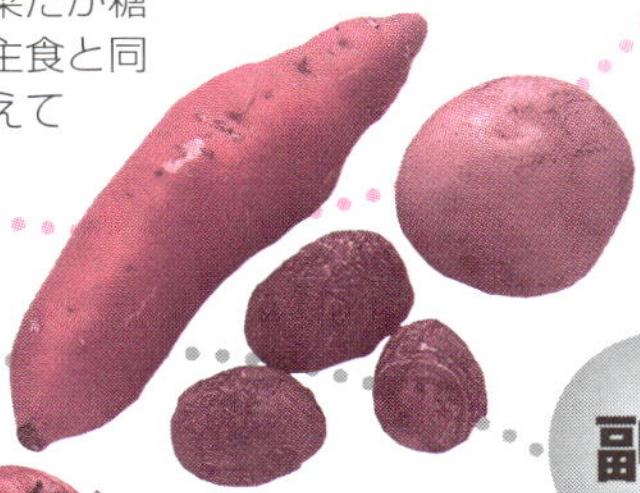

じゃがいも、さつまいも

イモ類は野菜だが糖質が多い。主食と同じように考えて

主菜

たんぱく質、脂質はまんべんなく

- 魚類　●大豆製品
- 卵　●牛乳　など

たんぱく質は、肝臓の修復にも使われる栄養素。肉、卵、魚、植物性たんぱく質などバランスよくとる。脂質は魚類や植物性のものを中心にする。肝硬変の人は制限がある（75 ページ参照）。

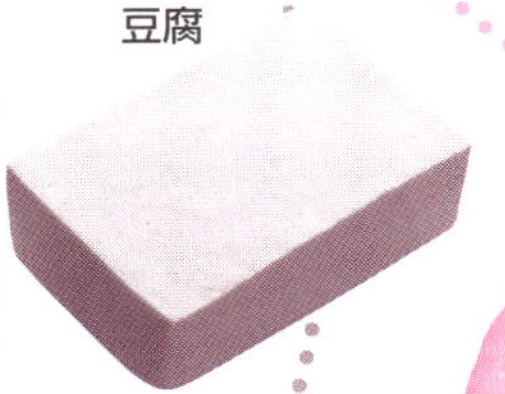

豆腐

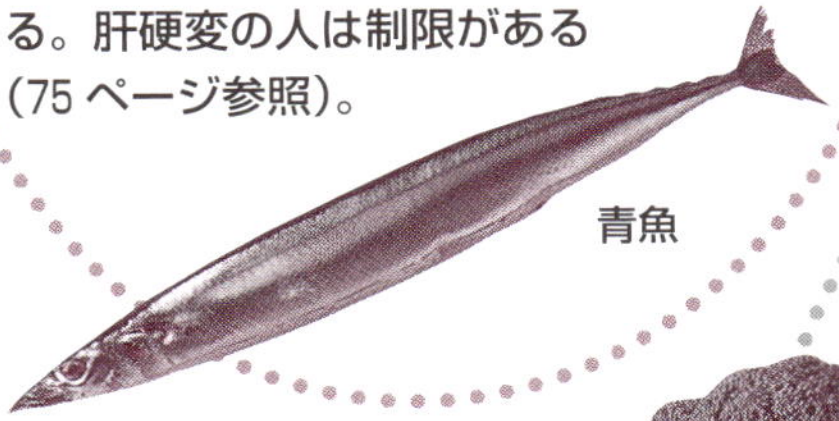

青魚

副菜

ビタミン、ミネラル、食物繊維は積極的に

- 緑黄色野菜
- 海藻　など

不足しがちなので積極的にとるようにしたい。食物繊維は、糖質の吸収を遅くして肝臓の負担を減らす。C 型肝炎、NASH《ナッシュ》の人は鉄分を控える（43 ページ参照）。

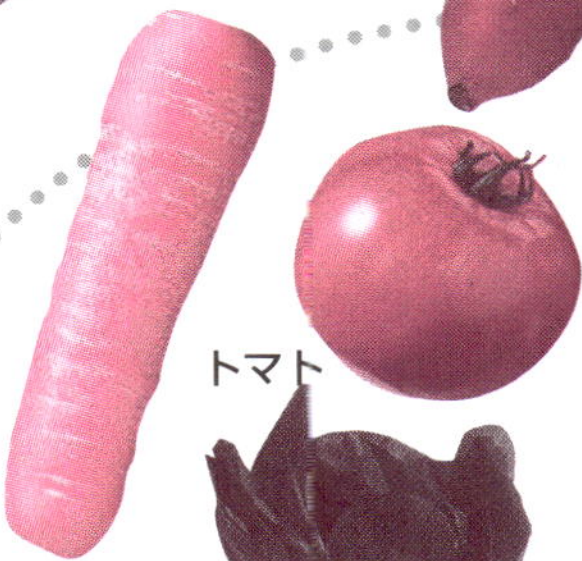

にんじん
トマト

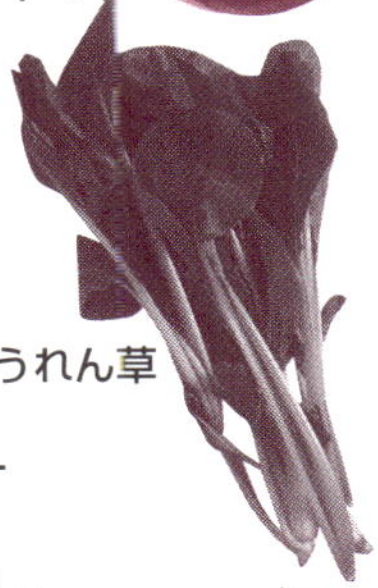

ほうれん草

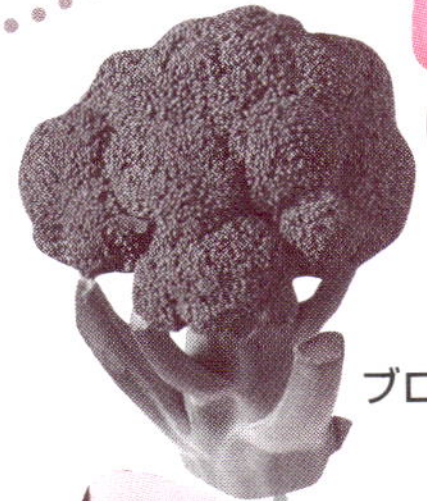

ブロッコリー

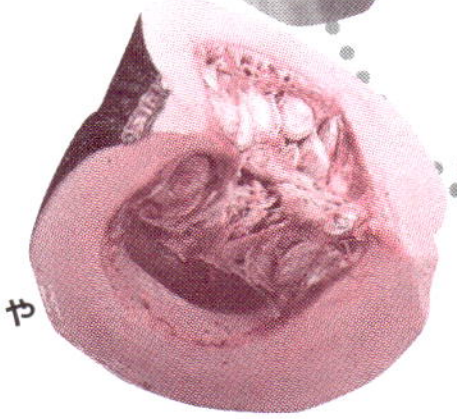

かぼちゃ

わかめ

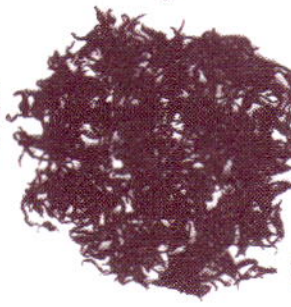

ひじき

緑黄色野菜はにんじんやピーマンなどの色の濃い野菜。わかめやひじきもとろう

生活・仕事

家庭や職場、患者会のサポートを受けよう

肝炎の治療は、仕事を含めて生活全般に影響があります。一人で抱えこまないように、得られるサポートはできるかぎり受けて、まずは病気を治すことに専念しましょう。

治療を優先できるような環境をつくる

肝炎の治療中でも、通常の生活を送ることができますが、あまり無理はできません。家族、職場の人に協力を求めて、治療優先の生活ができるようにしておきましょう。

家庭

治療への理解と協力を求めて

のみ薬での治療が中心なので、薬ののみ忘れがないように協力してもらう。ウイルス性肝炎の場合は、感染予防の必要もある。なにより治療を続ける心の支えになる。

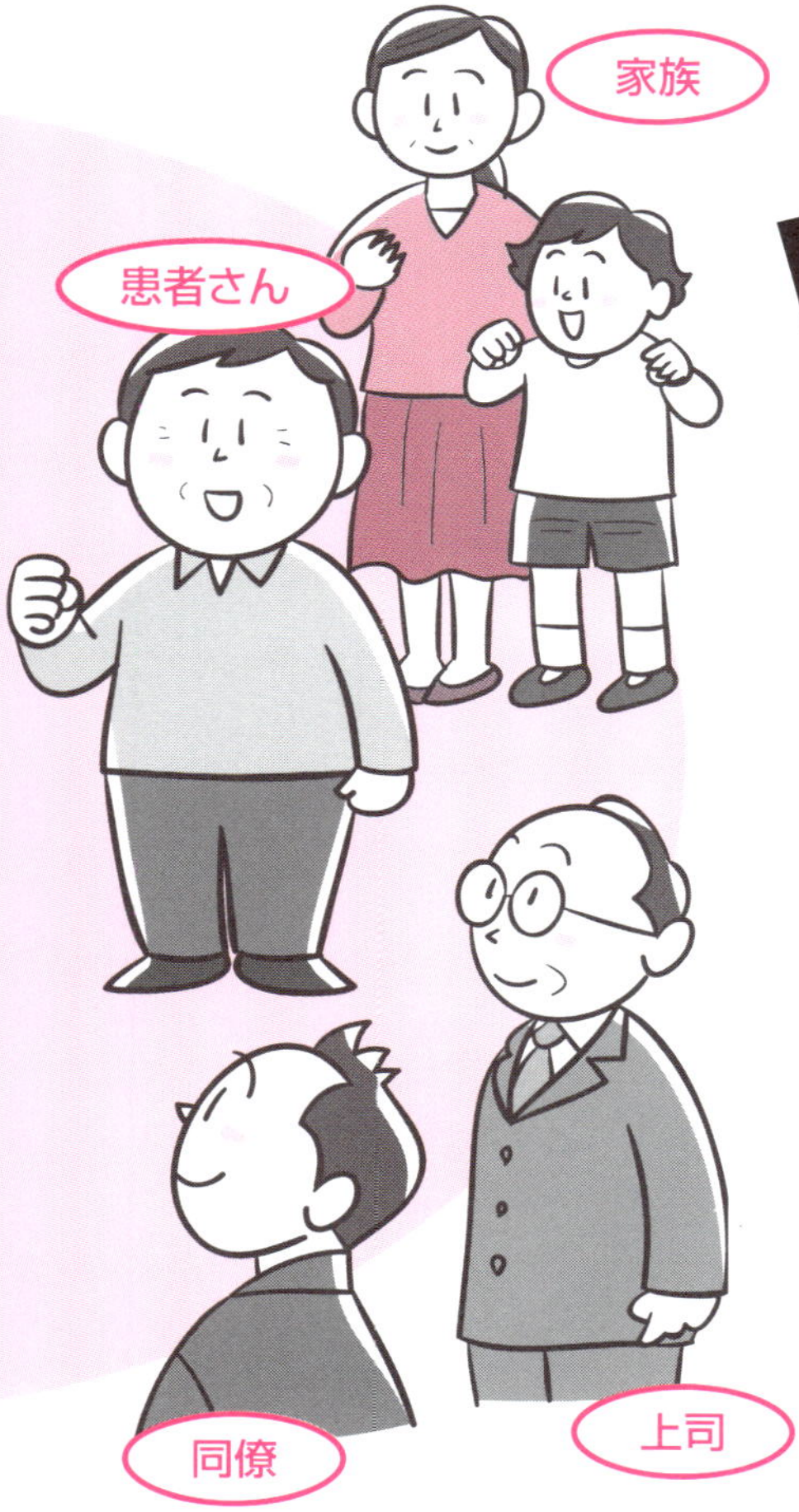

つらいときには協力してもらおう。励ましがあることで、治療を続ける意欲になる

職場

特別な制限はないが体調や治療によって働き方の相談を

慢性肝炎だけなら特に制限はなく、通院も１～２週間に１回程度。重い肝硬変になると、入院したり細かい判断ができなくなったりするため、仕事の制限が必要になる。

▼サポートの例

- 薬の副作用がつらいときに仕事の負担を減らしてもらう
- 酒席では治療中であることを伝え、お酒を控える
- 時差通勤にしてラッシュを避ける
- 残業を減らしてもらう

など

病気が理由で差別されることも少なくない。正しい知識を伝えて、協力をお願いしよう

一人で悩まず周囲に相談して協力してもらう

重病で入院生活を送るなどでなければ、家族や職場の人たちには治療のつらさをわかってもらえないかもしれません。

また、心配をかけたくない、差別されるかもしれないと思って誰にも打ち明けない人もいます。一人で悩んでいても、治療が思うように進まなければ、肝臓に負担をかけてしまいます。

肝炎を治すためには、自分の病気のことをよく勉強して、周囲の協力が必要であると理解しましょう。治療と生活を両立できる環境をつくれるよう、積極的に協力を求めてください。

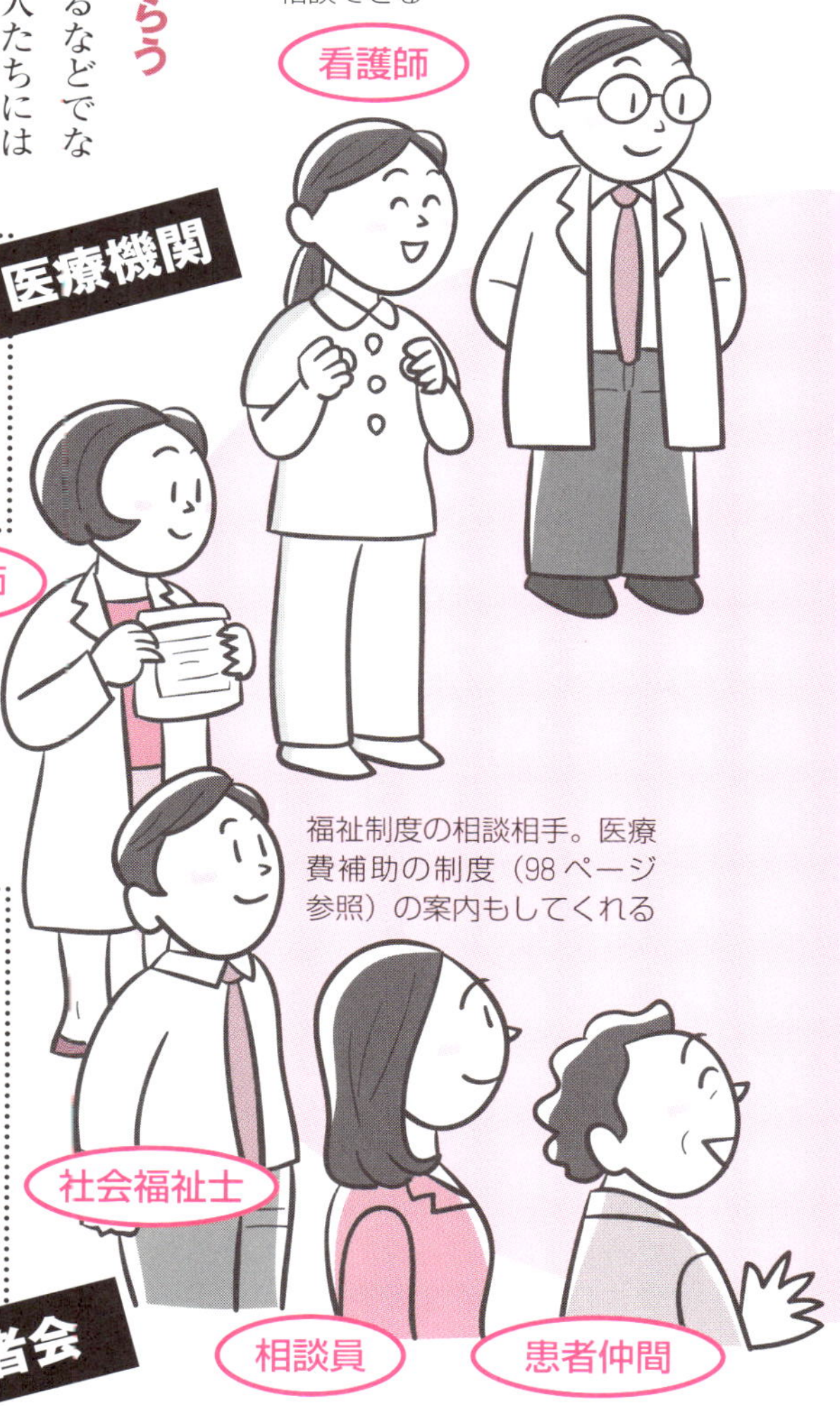

医療機関
医師
治療の相談相手。かかりつけ医と専門医を主治医にするとよい（96ページ参照）
看護師
日常生活についての相談相手。治療や検査についても相談できる
薬剤師
社会福祉士
福祉制度の相談相手。医療費補助の制度（98ページ参照）の案内もしてくれる
患者会
相談員
患者仲間

さまざまな専門家のサポート体制が整う

かかりつけ医に相談して、肝臓病の専門医を紹介してもらう。また地域ごとに肝臓病の拠点病院があり、専門医や看護師による相談窓口を設けている。不安や疑問があれば相談を。

「肝炎コーディネーター」という、肝臓病の知識や技術をもった人もいる。地方自治体が認定した資格で、看護師、栄養士、薬剤師、社会福祉士などが担う。医療機関において医師と患者の橋渡しもおこなう

薬についての相談相手。薬ののみ合わせ（37ページ参照）やのみ忘れたときの相談も

患者どうしの交流や病気の勉強ができる

肝臓病の当事者にしかわからないつらさや悩みもある。全国にある患者会に参加すれば、同じ境遇の人たちと交流できる。勉強会で新しい治療法などの有益な情報も得られる。

●日本肝臓病患者団体協議会

全国の肝臓病患者会で構成される協議会。ホームページでは各都道府県の患者会が検索できる。
電話（相談）……03－5982－2150（火～土曜10～16時）
ホームページ……http://nikkankyou.net/

2016年12月現在

医療機関の使い分け

専門医の診断を受けかかりつけ医のもとで治療

肝臓病と診断されたら、症状がなくても治療を開始します。最初に、かかりつけ医と専門医の連携をお願いして、確実に治すことを目指して治療に取り組みましょう。

2人の主治医を賢く利用して病気を克服

かかりつけ医だけでは、確実に治るのか不安があることも。一方、直接専門医を訪ねると「選定療養費」というお金がかかります。専門医とかかりつけ医の両方の利点を生かして完治を目指します。

▼受診するまで

勤め先や自治体の健診で肝機能の低下が発見されたら、まず近所のかかりつけ医を受診しよう。

発覚

↓

かかりつけ医に相談し、専門医を紹介してもらう

検査結果をもって、かかりつけ医を受診する。肝炎が疑われる場合、かかりつけ医に専門医への紹介状を書いてもらう。

↓

専門医の診断を受け、治療方針を決める

紹介状を元に、専門医のくわしい検査を受ける。検査を元に、治療方針が提示される。治療方針が決まれば、かかりつけ医のもとでも治療できる。

↓

専門医のチェックを受ける

定期的に薬の効果や副作用のチェックを受け、必要があれば薬の種類や量を調整する。画像検査でがんのチェックも必要。そのまま専門医の治療を受ける場合もある（36ページ参照）。

⇔

かかりつけ医の処方を受ける

毎週の注射や薬の処方は、かかりつけ医のもとでも可能。血液検査を受けて、ふだんの状況も確認してもらう。

専門医を見つける方法

自治体の保健所などにある、肝炎の窓口で相談できる。日本肝臓学会のホームページでも、専門医を紹介している

●日本肝臓学会

ホームページ……

http://www.jsh.or.jp/

→トップページから「市民のみなさま」→メニューから「肝臓専門医一覧」

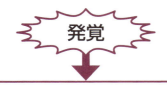

それぞれの長所を生かし短所を補う工夫を

多くは、健康診断などの検査結果を持って、かかりつけ医を受診します。かかりつけ医は、さまざまな病気に広く対処するため、肝炎では正確な診断や確実な治療法の決定が難しいことがあります。

専門医は、くわしい検査をして治療方針を決めます。しかし医療機関が遠方だったり、予約を取るのが大変だったりして、頻繁に通うのは難しい場合があります。

そこでおすすめなのが、専門医の診断と治療方針をもとに、かかりつけ医のもとで治療を受ける方法です。二人の主治医をもつことで負担を減らして、肝炎を確実に治療することができます。

▼治療を始めるとき

治療や将来のことをわからないままにせず、自分の病状を把握して、治療法についても十分に理解する。

治療の目的や今後の見通しの確認を

ウイルス性肝炎の治療は、一度失敗するとウイルスに耐性ができる（38ページ参照）。初めに確実に治る治療法を選択しなければならない

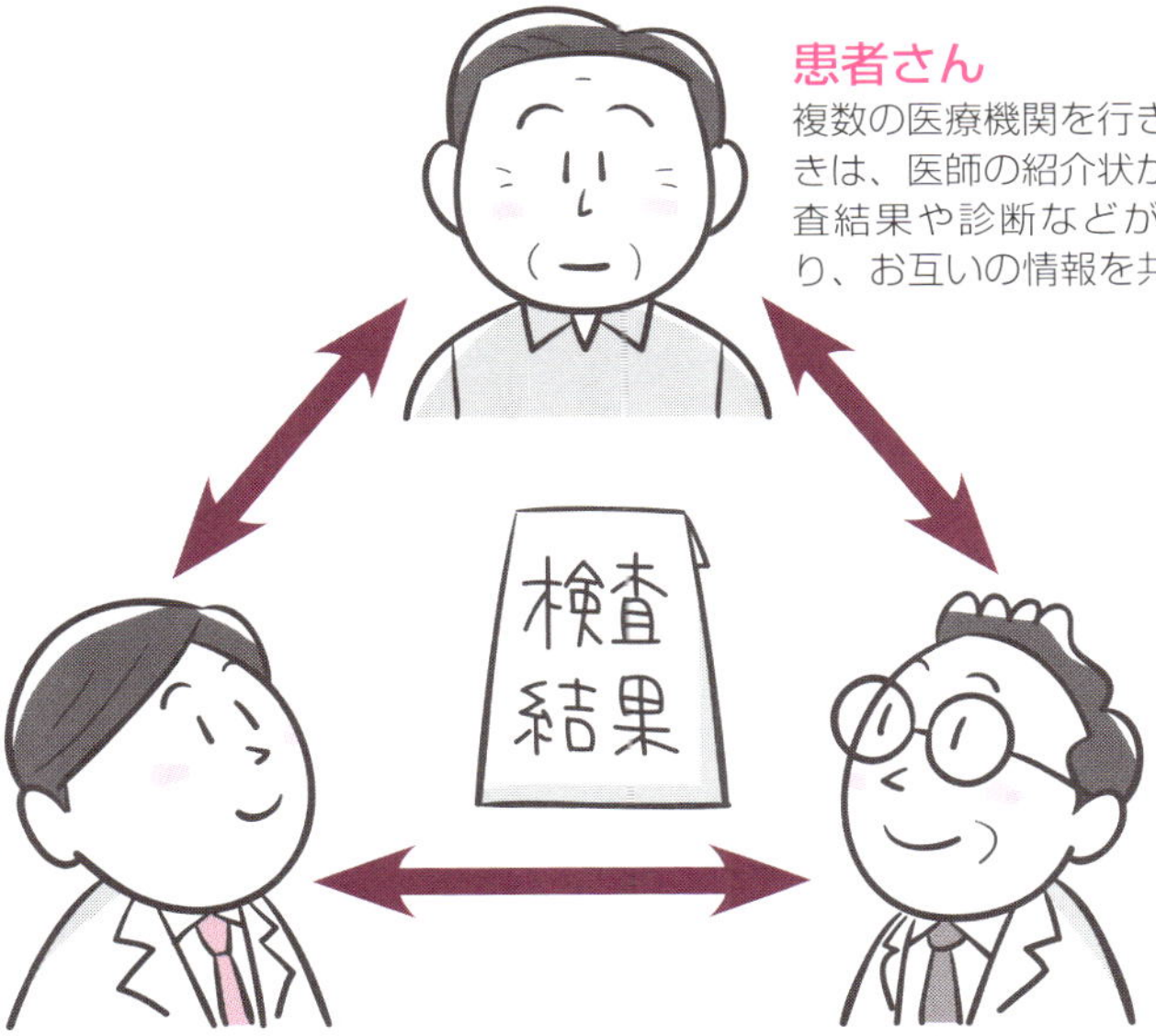

患者さん
複数の医療機関を行き来するときは、医師の紹介状が必要。検査結果や診断などが記してあり、お互いの情報を共有できる
検査結果
専門医
肝臓病のことを中心に聞く。診断や治療に、少しでも疑問や不安があれば相談を
かかりつけ医
日常の診療や生活指導が専門。肝臓以外の病気や体のことも相談してよい

毎回確認すること

治療の効果や副作用などを確認。治療や日常生活で気になることがあればメモしておき、受診時にたずねよう

時々確認すべきこと

将来的に肝硬変になるのかなど、今後の病気のゆくえ。かかりつけ医だけにかかっている人は、専門医への受診が必要かどうかも聞いてみよう

COLUMN

B型・C型肝炎は治療費の補助が受けられる

受給者証があれば収入に応じた自己負担額になる

ウイルス性肝炎の薬は高額で、しかもある程度の期間のみ続けなければいけません。経済的負担が心配になりますが、ウイルス性肝炎の治療の場合、医療費の患者負担額の一部を助成しています。

対象はB型・C型肝炎で、注射のインターフェロン治療やのみ薬の治療を受ける人です。医師の診断書など必要な書類を保健所に提出して、受給者証の交付を受けることができます。

助成金は収入に応じて月額一万～二万円程度の自己負担額が決められます。交付された受給者証を医療機関に提出すると、自己負担分を支払うだけになります。

これは全国一律に実施されている制度です。申請して、きちんと治療を受けましょう。

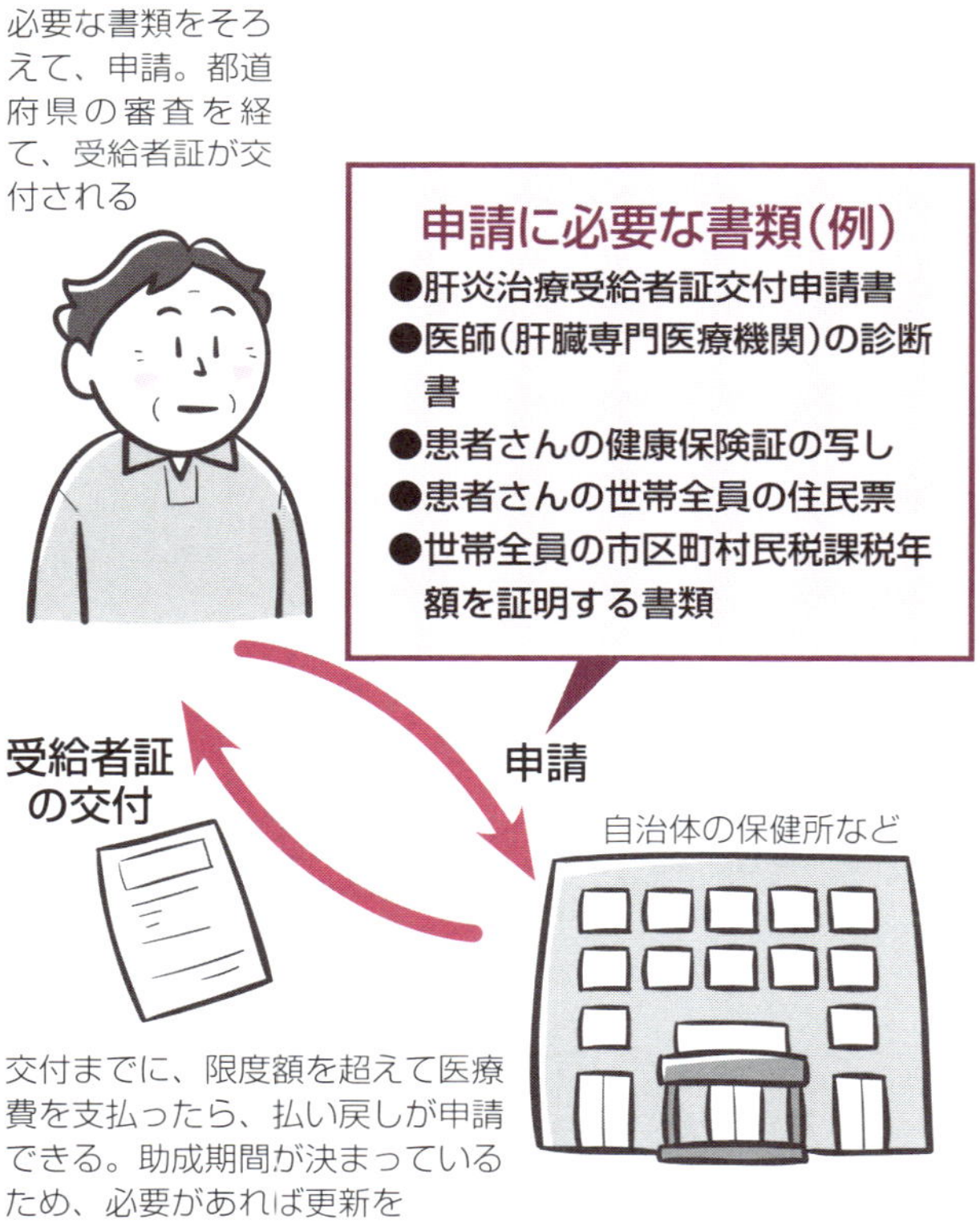
必要な書類をそろえて、申請。都道府県の審査を経て、受給者証が交付される
申請に必要な書類（例）
●肝炎治療受給者証交付申請書
●医師（肝臓専門医療機関）の診断書
●患者さんの健康保険証の写し
●患者さんの世帯全員の住民票
●世帯全員の市区町村民税課税年額を証明する書類
申請
受給者証の交付
自治体の保健所など
交付までに、限度額を超えて医療費を支払ったら、払い戻しが申請できる。助成期間が決まっているため、必要があれば更新を

健康ライブラリー イラスト版

肝炎《かんえん》のすべてがわかる本《ほん》

C型《がた》肝《かん》炎《えん》・B型《がた》肝《かん》炎《えん》・NASH《ナツシユ》の最《さい》新《しん》治《ち》療《りよう》

2017年1月25日 第1刷発行

監 修　泉　並木（いずみ・なみき）
発行者　鈴木　哲
発行所　株式会社講談社
東京都文京区音羽二丁目12-21
郵便番号　112-8001
電話番号　編集　03-5395-3560
販売　03-5395-4415
業務　03-5395-3615
印刷所　凸版印刷株式会社
製本所　株式会社若林製本工場
N.D.C. 493　98p　21cm

ISBN978-4-06-259808-8

■監修者プロフィール

泉 並木（いずみ・なみき）

1978年東京医科歯科大学医学部卒業、86年4月武蔵野赤十字病院内科副部長、2008年同病院副院長、2016年7月より同病院院長。専門は消化器科、特にB型・C型肝炎、肝がんの診断と治療。

武蔵野赤十字病院で30年以上肝臓専門医として従事。B型・C型慢性肝炎には最新の治療を取り入れ、特にC型肝炎には遺伝子検査をおこない、治る確率を明らかにした上で患者に最適な治療法を提案する。肝がんでは、ラジオ波焼灼療法の第一人者として世界的にも知られ、国内有数の成績を誇る。日本肝臓学会の肝がん撲滅運動の東京都責任者として社会運動にも積極的で、テレビ出演や書籍の監修等多数。監修書は『別冊NHKきょうの健康 C型肝炎・B型肝炎・脂肪肝・肝硬変・肝がん』（NHK出版）など。

■参考資料

泉並木・総監修『別冊NHKきょうの健康 C型肝炎・B型肝炎・脂肪肝・肝硬変・肝がん』NHK出版、2015年

日本肝臓学会・編「肝がん白書 平成27年度」2015年、「B型肝炎治療ガイドライン（第2.2版）」2016年、「C型肝炎治療ガイドライン（第5版）」2016年

伊藤義人、中島淳・監修『最新・C型肝炎経口薬治療マニュアル』診断と治療社、2016年

日本肝臓学会・編『NASH・NAFLDの診療ガイド2015』文光堂、2015年

泉並木・監修『健康診断で肝臓の数値が気になるとき読む本』幻冬舎、2011年

林紀夫・編『やさしい肝臓病の自己管理 改訂版』医薬ジャーナル社、2008年

●編集協力　オフィス201（勝又理夏子、新保寛子、柳井亜紀）
●カバーデザイン　松本 桂
●カバーイラスト　長谷川貴子
●本文デザイン　勝木デザイン
●本文イラスト　さとうみなこ、千田和幸